Sandra Verena Müller

„Jetzt mache ich mir einen neuen Plan!"

Therapiematerialien zum planerischen Denken

Sandra Verena Müller

„Jetzt mache ich mir einen neuen Plan!“

Therapiematerialien zum planerischen Denken

verlag modernes lernen

Unser Buch-Shop im Internet
www.verlag-modernes-lernen.de

Folgen Sie uns auf

Externe Links

Der Verlag weist ausdrücklich darauf hin, dass eventuell im Text enthaltene externe Links vom Verlag nur bis zum Zeitpunkt der Buchveröffentlichung eingesehen werden konnten. Auf spätere Veränderungen hat der Verlag keinerlei Einfluss.
Eine Haftung des Verlages ist daher ausgeschlossen

Online-Material zu diesem Buch

So einfach geht's

- Materialseite verlag-modernes-lernen.de/buecher/online-material aufrufen
- Buchcode eingeben und Download starten

Ihr Buchcode: Q410hT99

Illustrationen: Lisa Dobler

Titelfoto: © deagreez – stock.adobe.com

Gesamtherstellung in Deutschland: Löer Druck GmbH, Dortmund

Bestell-Nr. 1342 ISBN 978-3-8080-0946-8

Inhalt

Vorwort ... 7

1. Einleitung ... 9
1.1 Exekutivfunktionen – ein „Regenschirmbegriff“ ... 9
1.2 Planerisches Denken ... 11
1.3 Defizite der Exekutivfunktionen und des planerischen Denkens ... 12
1.4 Ätiologie der exekutiven Dysfunktionen ... 12
1.5 Modellvorstellungen zur Entstehung der exekutiven Dysfunktionen ... 13
1.6 Differentialdiagnostik der exekutiven Dysfunktionen ... 14
1.7 Therapie der exekutiven Dysfunktionen ... 17
1.7.1 Kognitive Therapieansätze ... 17
1.7.2 Therapieansätze des Verhaltensmanagements ... 18

2. Die Konzeption der Arbeitsmaterialien zum planerischen Denken ... 21
2.1 Planerisches Denken – eine zentrale Komponente der Exekutivfunktionen ... 21
2.2 Der Einsatz der Arbeitsmaterialien ... 22
2.3 Die Zielgruppe ... 23
2.4 Kontraindikationen für den Einsatz der Therapiematerialien ... 24

3. Einsatz der Arbeitsmaterialien „Jetzt mache ich mir einen neuen Plan!“ ... 25
3.1 Aufbau und Schwierigkeitsgrade der Arbeitsmaterialien ... 25
3.2 Hinweise zur Durchführung ... 26
3.4 Hinweise für die Verhaltensbeobachtung ... 26
3.5 Hilfreiche Strategien ... 27

Literatur ... 29

Aufgaben zum planerischen Denken

Planungsaufgaben Schwierigkeitsgrad 1 ... 35
Lösungen Schwierigkeitsgrad 1 ... 46

Planungsaufgaben Schwierigkeitsgrad 2 ... 49
Lösungen Schwierigkeitsgrad 2 ... 60

Planungsaufgaben Schwierigkeitsgrad 3 ... 65
Lösungen Schwierigkeitsgrad 3 ... 84

Planungsaufgaben Schwierigkeitsgrad 4 ... 89
Lösungen Schwierigkeitsgrad 4 ... 108

Planungsaufgaben Schwierigkeitsgrad 5 ... 115
Lösungen Schwierigkeitsgrad 5 ... 128

Freie Planungsaufgaben Schwierigkeitsgrad 6 ... 137
Lösungsvorschläge für freie Planungsaufgaben ... 148

Vorwort

Liebe Leser*innen,

wenn wir die Aufgaben des täglichen Lebens erfolgreich bewältigen, oder wenn wir neue, nicht gelernte Aufgaben in Angriff nehmen, dann erfolgt dies mit Hilfe der Exekutivfunktionen. Exekutivfunktionen sind höhere kognitive Prozesse, die Planung, Kontrolle und Überwachung von zielgerichtetem Verhalten ermöglichen. Sie sind an vielen Aufgaben des täglichen Lebens beteiligt, wie die flexible Anpassung der Verhaltensweisen an eine sich ändernde Umgebung oder bei der Einhaltung von Regeln und Zielen. Das planerische Denken wird als eine von mehreren Komponenten der Exekutivfunktionen betrachtet.

Obwohl bekannt ist, dass die Exekutivfunktionen und mit ihnen das planerische Denken für den erfolgreichen Abschluss der Rehabilitation ebenso wie für die berufliche Wiedereingliederung eine zentrale Rolle spielen, liegen nur wenige Therapiematerialien oder manualisierte Therapieprogramme vor. Die vorliegenden Therapiematerialien zum planerischen Denken „Jetzt mache ich mir einen neuen Plan!" sollen diese Lücke verkleinern. Sie fokussieren auf die Behandlung und Therapie des planerischen Denkens und sind eine sinnvolle Ergänzung der bereits publizierten Therapiematerialien „Dann mache ich mir einen Plan!". Diese Therapiematerialien sind speziell für Menschen mit erworbenen Hirnschädigungen und daraus resultierenden Defiziten in den Exekutivfunktionen und insbesondere der Komponente des planerischen Denkens konzipiert. Sie sind sowohl in der stationären Rehabilitation, in der medizinisch-beruflichen Rehabilitation, in der beruflichen Rehabilitation als auch in der ambulanten neuropsychologischen oder ergotherapeutischen Rehabilitation einsetzbar.

Diese Materialsammlung umfasst eine Reihe von Planungsaufgaben aus thematisch sehr unterschiedlichen Bereichen des täglichen Lebens und verschiedener beruflicher Kontexte. Die Bearbeitung der Planungsaufgaben erfordert die kognitiven Funktionen des planerischen Denkens, des Arbeitsgedächtnis, der Organisation und Strukturierung von Informationen sowie die Priorisierung derselben. Die Therapiematerialien liegen in fünf sukzessiv ansteigenden Schwierigkeitsgraden inklusive der entsprechenden Lösungsvorschläge vor. Die Therapiematerialien beinalten für einige Schwierigkeitsgrade Strukturierungshilfen sowie zusätzliche hilfreiche Strategien für das Lösen der Planungsaufgaben. Den Patient*innen stehen pro Schwierigkeitsgrad zehn Arbeitsblätter zur Verfügung, die speziell auf die besonderen Bedürfnisse von Menschen mit Defiziten im planerischen Denken nach erworbenen Hirnschädigungen zugeschnitten sind.

Die klassischen Planungsaufgaben werden ergänzt durch einen qualitativ unterschiedlichen Aufgabentyp: die freien Planungsaufgaben. Diese sind gekennzeichnet durch einen deutlich höheren Freiheitsgrad in der Bearbeitung. Dieser Aufgabentyp lässt den Patient*innen Raum für Planungen mit eigenen Szenarien und Schwerpunktsetzungen bei offen gestalteten Aufgabenstellungen.

Geeignet sind die Therapiematerialien für leicht bis mittelschwer betroffene Patient*innen, bei denen die kognitiven Defizite der Exekutivfunktionen im Zentrum der Therapie stehen.

Für diesen Patient*innenkreis ist eine Kombination aus dem wiederholten Üben von Planungsaufgaben mit ansteigendem Schwierigkeitsgrad und dem Vermitteln von Strategien zur Bearbeitung derartiger Planungsaufgaben erfolgversprechend.

Die Therapiematerialien richten sich an klinische Neuropsycholog*innen, Ergotherapeut*innen, Sozialarbeiter*innen, Logopäd*innen und pädagogische Fachkräfte, die Menschen mit Hirnschäden in ihren rehabilitativen Bemühungen unterstützten. Darüber hinaus sind die Therapiematerialien für den selbständigen Einsatz von Patient*innen zu Hause unter fachkundiger Supervision geeignet. Auch bei einem Einsatz zu Hause ist eine Kontrolle und Besprechung der Lösungen der Aufgaben seitens klinischer Neuropycholog*innen oder anderer Fachkräfte notwendig. Ist eine fachkundige Anbindung aufgrund örtlicher Gegebenheiten nicht möglich, können in diesem Fall Angehörige die Rolle von Co-Therapeut*innen und Anleiter*innen nach fachkundiger Einführung übernehmen.

Ein großer Dank gilt allen Patient*innen, die mich zur Erstellung der Therapiematerialien inspiriert haben, und die die vorliegenden Aufgaben im klinischen Setting erprobt haben, und mit ihren Rückmeldungen dazu beigetragen haben, diese zu optimieren.

Ein besonderer Dank gilt Lisa Dobler für Ihre kompetente Mitarbeit bei der Erstellung der Rahmenhandlungen für die Therapieaufgaben. Darüber hinaus hat sie die Aufgaben sehr schön und passend illustriert, und dadurch das Therapiematerial optisch deutlich aufgewertet. Weiterhin möchte ich Luzie Prothmann für die Durchsicht und Korrektur des Manuskripts danken.

Ich wünsche allen Nutzer*innen, Therapeut*innen und Patient*innen viel Freude und Erfolg beim Einsatz dieser Therapiematerialien!

Prof. Dr. Sandra Verena Müller
Hannover im März 2023

1. Einleitung

Planerisches Denken ist für die selbstständige Lebensführung und insbesondere für die berufliche Teilhabe eine zentrale Voraussetzung. Es findet unbewusst auf unterschiedlichen Komplexitätsebenen in unserem täglichen Leben statt. Sei es, dass wir uns eine sinnvolle Route durch den Supermarkt überlegen, einen Arbeitstag im Homeoffice planen oder dafür sorgen, dass der Kühlschrank für das Wochenende ausreichend gefüllt ist.

Planerisches Denken wird in der Regel als eine Teilfunktion der sogenannten Exekutivfunktionen (EF) gesehen. Exekutivfunktionen werden für verschiedene kognitive Prozesse benötigt, welche die Antizipation, das Planen, die zielgerichtete Durchführung von Handlungen und deren Überwachung und Hemmung umfassen (Müller, Klein et al., 2020; Smith & Jonides, 1999). Belastbare Zahlen für das Auftreten exekutiver Dysfunktionen liegen bisher kaum vor. Häufig werden die Prävalenzraten der wichtigsten Grunderkrankungen, welche mit exekutiven Defiziten einhergehen, zugrunde gelegt, um abschätzen zu können, wie viele Neuerkrankungen mit exekutiven Einschränkungen pro Jahr zu erwarten sind (Godefroy et al., 2018). Wichtig ist, dass exekutive Einschränkungen nach einer Vielzahl unterschiedlicher Hirnschädigungen auftreten können – hier kommen nicht ausschließlich frontale Läsionen in Betracht.

Die besondere Bedeutung der Wiederherstellung exekutiver Funktionen ergibt sich aus deren hohem prädiktivem Wert für die funktionelle Erholung nach einem Schlaganfall oder anderer erworbener Hirnschädigungen an sich (Lesniak et al., 2008) sowie die Chancen auf eine erfolgreiche Wiedereingliederung in familiäre, soziale und berufliche Bezüge (Fride et al., 2015; Sigurdardottir et al., 2020). Dabei haben insbesondere Verhaltensauffälligkeiten sowie Persönlichkeitsstörungen den höchsten prädiktiven Wert für ein mögliches Scheitern der Wiedereingliederung. Ein Screening auf exekutive Defizite sollte möglichst frühzeitig nach der Hirnschädigung erfolgen, um durch gezielte therapeutische Interventionen sinnvolle Gegenmaßnahmen ergreifen zu können.

1.1 Exekutivfunktionen – ein „Regenschirmbegriff"

Exekutivfunktionen (EF) ist ein aus dem Englischen entliehener Begriff, der in der Regel mit Steuerungs- oder Leitungsfunktionen übersetzt wird. Als exekutive Funktionen werden integrative metakognitive Prozesse bezeichnet, die zum Erreichen eines definierten Zieles die flexible Koordination mehrerer Subprozesse steuern bzw. ohne Vorliegen eines definierten Zieles bei der Zielfindung beteiligt sind. Diese höheren kognitiven Leistungen stellen eine sehr heterogene Gruppe von Prozessen dar. Um der Weite des (Ober-)Begriffs gerecht zu werden, sind eine Untergliederung und eine Operationalisierung notwendig. In der Literatur finden sich mannigfaltige Formen der Untergliederung von Komponenten exekutiver Funktionen und Dysfunktionen auf unterschiedlichem Differenzierungsniveau (z. B. Müller, 2013; Smith & Jonides, 1999). Zum Teil werden anstelle einer Definition die dazugehörigen Funktionsbereiche aufgezählt.

Stuss und Alexander (2007) schlagen z. B. eine Unterteilung der EF in drei Prozesse vor: 1. energization, 2. task setting und 3. monitoring. Mit Symptomen exekutiver Dysfunktion sind häufig Persönlichkeitsveränderungen und Verhaltensauffälligkeiten assoziiert. Gerade Letztere lassen es sinnvoll erscheinen, exekutive Funktionen nach inhaltlichen Aspekten in sogenannte Cold-Anteile (eher kognitiv-logische Anteile) und Hot-Anteile (Anteile der

Persönlichkeit bzw. der Emotion und Motivation) einzuteilen (Chan, Shum, Toulopoulou, & Chen, 2008). Burgess et al. betonen darüber hinaus die zentrale Rolle des Multitaskings als exekutive Kernkompetenz mit hoher Relevanz für die Alltagsfähigkeiten der Erkrankten (Burgess et al., 2000). Ebenso sei auf die im Alltag hochrelevante Rolle von Antriebsstörungen verwiesen (Stanton & Carson, 2016).
Die Heterogenität der exekutiven Dysfunktionen führt dazu, dass eine sorgfältige Diagnostik exekutiver Dysfunktionen aufwendig ist und immer mehrere Testverfahren zum Einsatz kommen müssen. Diese Heterogenität setzt sich in der Vielzahl sehr unterschiedlicher Interventionsformen fort (vgl. Abb. 1).

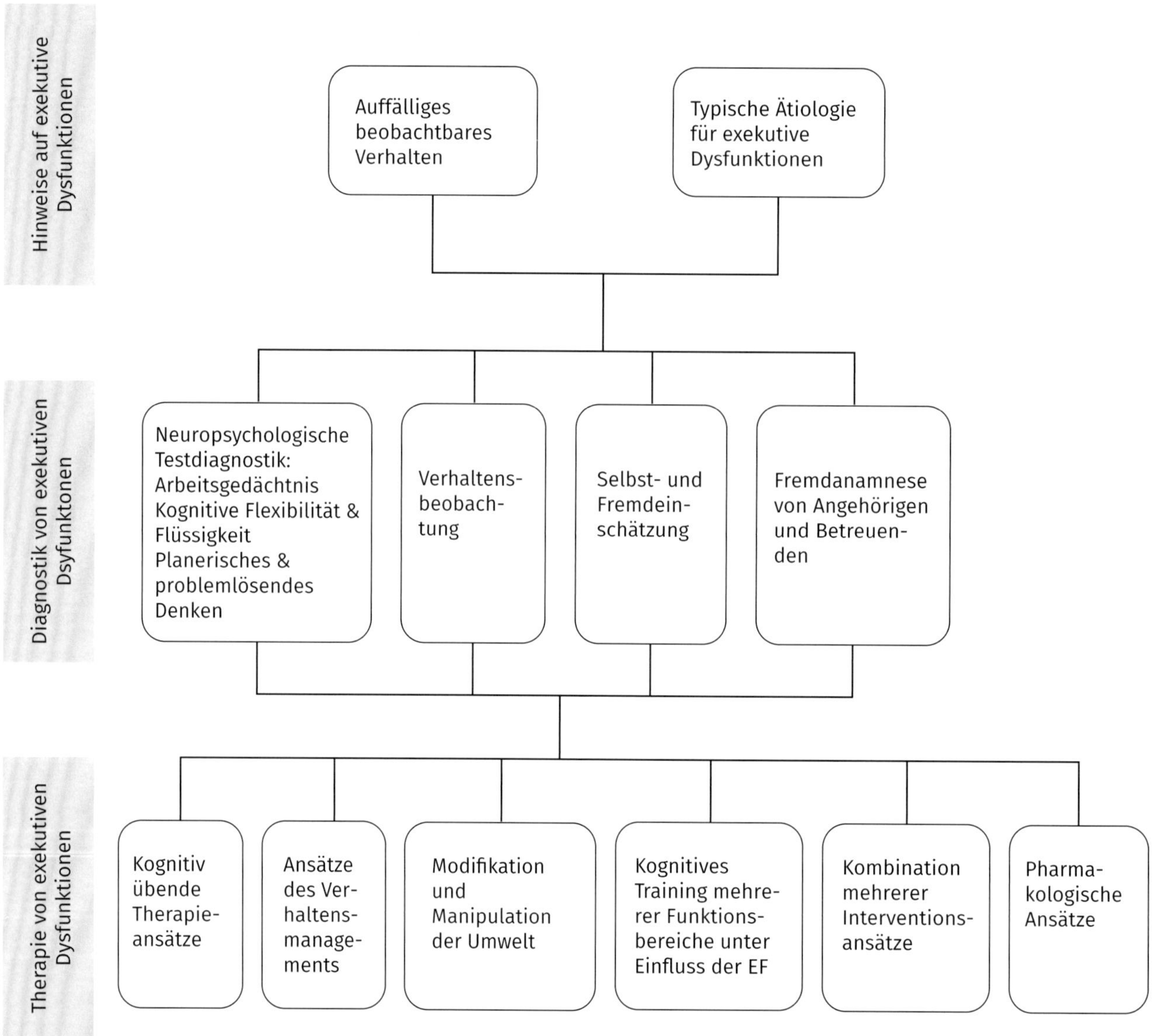

Abb. 1: Flussdiagramm zur Diagnostik und Therapie exekutiver Dysfunktionen (vgl. Müller, Klein et al., 2020).

Da das Planen und Ausführen komplexer Handlungen eine sehr vielschichtige kognitive exekutive Komponente darstellt (Abb. 2), und in diesem Bereich nur wenig Therapiematerialien vorliegen, konzentrieren sich die vorliegenden Therapiematerialien auf die exekutive Komponente des planerischen Denkens.

1.2 Planerisches Denken

Planerisches Denken könnte man umgangssprachlich mit dem Begriff „gedankliches Probehandeln" übersetzen. Nachdem ein Handlungsziel ausgewählt wurde, werden der aktuelle Ist- und der gewünschte Sollzustand definiert. Anschließend werden die einzelnen Schritte im Geist durchgespielt und darauf basierend ein Handlungsplan entwickelt. Dies erfolgt im Alltag so häufig, dass viele alltägliche Planungen kaum oder nicht bewusst ablaufen, sei es beim Einkauf für das Mittagessen oder beim Bereiten des morgendlichen Kaffees. Erst ab einem gewissen Komplexitätsgrad oder wenn Störungen im Planungsprozess auftreten, wird uns der Planungsprozess bewusst.

Patient*innen mit exekutiven Dysfunktionen bereitet das bewusste Durchspielen mehrerer Lösungen und Entscheidungen zwischen verschiedenen Lösungsmöglichkeiten zu treffen häufig Schwierigkeiten (vgl. Abb. 2). Die Schwierigkeiten betreffen die Untergliederung einer Handlung in Teilziele, das Antizipieren von Konsequenzen und das Verwerfen bereits eingeschlagener, aber für falsch befundener Lösungsansätze. Besonders schwer fällt vielen Betroffenen die Abkehr von einem bereits eingeschlagenen Lösungsweg und die Hinwendung zu einem neuen Lösungsansatz (Bechara et al., 2005).

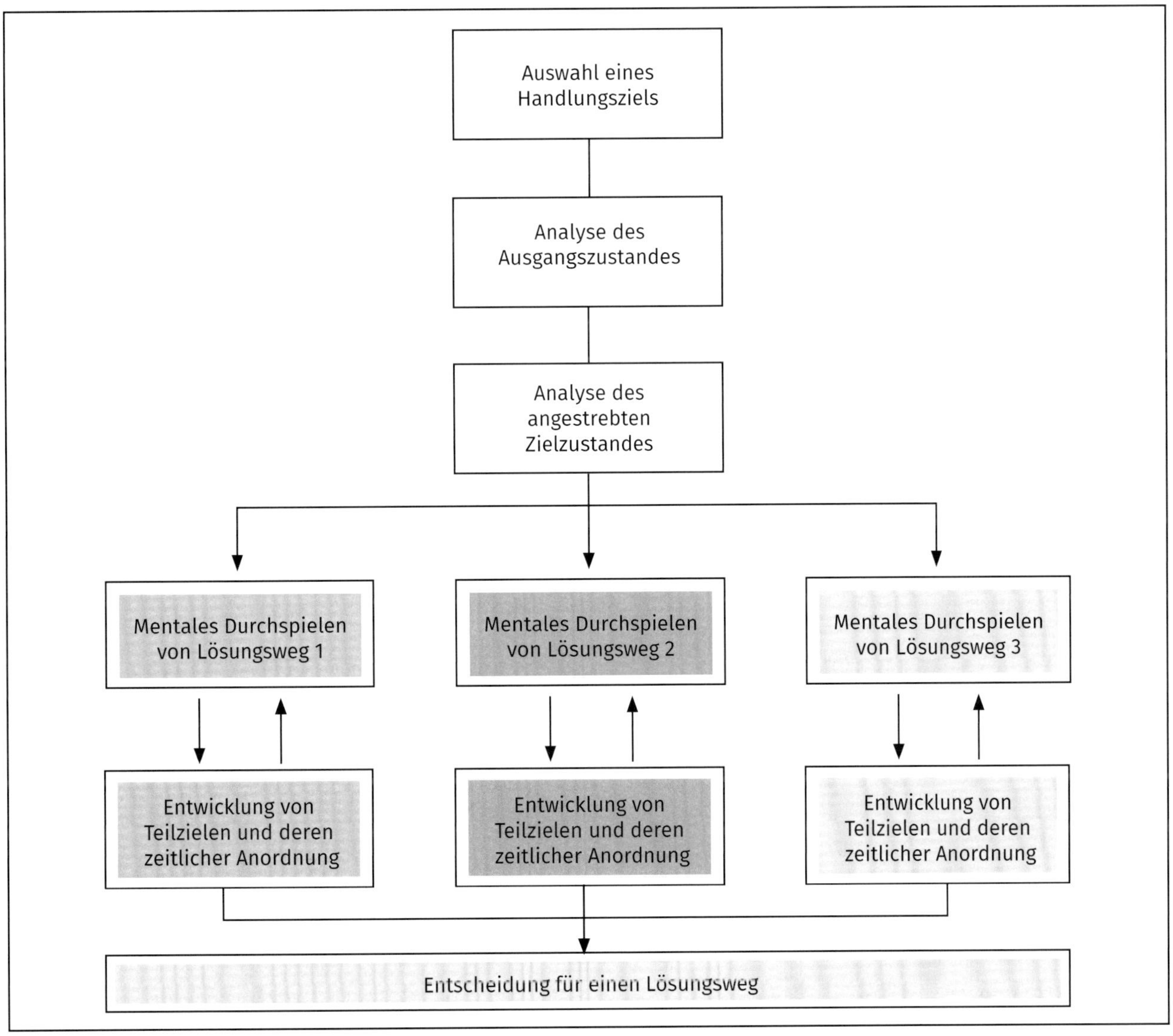

Abb. 2: Ablauf des planerischen Denkens

1.3 Defizite der Exekutivfunktionen und des planerischen Denkens

Kernsymptome der exekutiven Dysfunktionen sind die mangelnde kognitive Flexibilität sowie das inflexible, stereotype und situationsinadäquate Verhalten. Kognitive Flexibilität umfasst alle Prozesse, die es einem Individuum ermöglichen, sich an neue und unerwartete Situationen adäquat anzupassen. Dementsprechend sind Erkrankte mit exekutiven Dysfunktionen zwar häufig in der Lage routinierte Handlungsabläufe auszuführen, haben aber Schwierigkeiten in neuen und unerwarteten Situationen. Daher wird von ihnen trotz veränderter Rahmenbedingungen die einmal begonnene Handlung weitergeführt. So kommt es zu Situationen, in denen die Patient*innen zwar wissen, was zu tun wäre, dies aber wider besseren Wissens nicht umsetzen können (knowing-doing-dissociation).

Defizite im planerischen Denken zeigen sich im wenig strukturierten Vorgehen und der mangelnden Unterscheidung von relevanten und irrelevanten Parametern bei der Planung einer Handlung. Diese Patient*innen sind meist nicht in der Lage, ein komplexes Ziel in Teilziele zu untergliedern und diese wiederum in aufeinanderfolgenden Schritten abzuarbeiten (Müller & Klein, 2023a; Levine et al., 2007). Hinzu kommen häufige Regelverletzungen (rule-braking). Deutliche Schwierigkeiten treten weiterhin beim Abwägen zwischen Vor- und Nachteilen verschiedener Handlungsoptionen auf, insbesondere wenn dabei die Konsequenzen von Handlungen antizipiert werden müssen. Weiterhin treten bei diesen Patient*innen in der Regel Defizite der Handlungskontrolle auf, wodurch ihr Verhalten unorganisiert und wenig zielgerichtet erscheint. Die mangelnde Handlungsüberwachung führt dazu, dass Handlungsbarrieren und -fehler nicht erkannt und somit nicht korrigiert werden. Eine Kontrolle der erarbeiteten Lösung oder der durchgeführten Handlung erfolgt in der Regel nicht selbstständig.

1.4 Ätiologie der exekutiven Dysfunktionen

Exekutive Dysfunktionen sind nicht an eine spezifische Ätiologie gebunden, auch wenn sie traditionell mit dem Frontalhirn bzw. frontalen Schädigungen in Verbindung gebracht werden. Exekutiven Defiziten können neben strukturellen oder funktionellen Pathomechanismen des Frontalkortex, auch Schädigungen des Parietal- und Temporalkortex, der Basalganglien, des Thalamus, des Cerebellums sowie der Faserverbindungen der Hirnareale untereinander (vgl. Chung et al., 2014; Collette et al., 2006) zugrunde liegen. Selbst wenn keine direkte Schädigung des Frontalhirns vorliegt, kann aufgrund einer Störung fronto-subkortikaler Verbindungen eine exekutive Dysfunktion auftreten. Insbesondere die Basalganglien bilden integrative Netzwerke mit dem präfrontalen Kortex, welche wiederum an der Vermittlung exekutiver Kontroll- und Steuerfunktionen beteiligt sind. Exekutive Dysfunktionen lassen sich auch nach diffusen Hirnschädigungen, beispielsweise im Rahmen eines Schädel-Hirn-Traumas oder einer hypoxischen Hirnschädigung bzw. infolge neurodegenerativer Erkrankungen beobachten. Die Neurotransmittersysteme (insbesondere die monoaminergen Systeme) können ebenfalls ein modulierender Faktor beim Entstehen exekutiver Dysfunktionen sein (Barnes et al., 2011).

Entscheidend für die Auftretenswahrscheinlichkeit exekutiver Dysfunktionen ist in welchem Ausmaß das für exekutive Funktionen notwendige Netzwerk betroffen ist. Multitrope strukturelle und substrukturelle Gewebeveränderungen kommen bei einer so großen Anzahl von neurologischen und psychiatrischen Erkrankungen vor, dass exekutive Dysfunktionen zu häufigen neuropsychologischen Symptomen gehören (Tab. 1).

Ätiologie	**Exekutive Dysfunktion mit Verhaltensauffälligkeiten**	**Exekutive Dysfunktion mit eher kognitiven Defiziten**
Schädelhirntrauma (SHT)	69 %	55 %
Morbus Parkinson (MP)	65 %	45 %
Multiple Sklerose (MS)	63 %	50 %
Mild Cognitive Impairment	59 %	58 %
Alzheimer Demenz	85 %	78 %
Apoplex / Schlaganfall	40 %	40 %

Tab. 1: Darstellung der Häufigkeiten exekutiver Dysfunktionen in Folge von neurologischen Erkrankungen (vgl. Godefroy et al., 2018; Müller & Klein, 2023b).

Exekutive Dysfunktionen können nach jeder Art von Hirnschädigung auftreten, die den präfrontalen Kortex und/oder seine Verbindungen betreffen. Godefroy und Kolleg*innen (2018) untersuchten in einer größeren Patientenstichprobe mit verschiedener Ätiologie (N = 828) die Auftretenswahrscheinlichkeiten für exekutive Defizite sowohl mit eher kognitiven als auch mit eher verhaltensbezogenen Anteilen.
Exekutive Dysfunktionen können ebenso infolge psychiatrischer Grunderkrankungen und bei Erkrankungen des Kindes und Jugendalters auftreten. Gerade in jüngerer Zeit werden verstärkt die Schwierigkeiten von Patient*innen mit dem Attention Deficit Hyperactivity Symdrome (ADHS) im Kontext exekutiver Dysfunktion diskutiert (Halleland et al., 2012). Ein besonderer Fokus wird u.a. hierbei häufig auf die Defizite im planerischen Denken gelegt (Salcedo-Marin et al., 2012).
Insbesondere für die Erlangung der Selbstständigkeit im Alltag und bei einer beruflichen Wiedereingliederung spielen die Exekutivfunktionen eine zentrale Rolle (Dawson et al., 2013). Generell gilt, dass gestörten EF eine Schlüsselrolle für den gesamten rehabilitativen Prozess nach einer erworbenen Hirnschädigung zukommt, sowohl bezogen auf das Störungsbewusstsein als auch auf die Fähigkeit zur Aufmerksamkeitsregulation (Ownsworth & McKenna, 2004).

1.5 Modellvorstellungen zur Entstehung der exekutiven Dysfunktionen

Störungen der EF wurden in der Vergangenheit mit unterschiedlichen psychologischen Modellen erklärt (Heuer, 2017). Die Psychologie beschreibt normale und pathologische Erscheinungen im Bereich des subjektiven Erlebens und beschreibbaren Verhaltens und entwirft psychologische Modelle der basalen Grundfunktionen des Menschen wie Wahrnehmen, Erinnern oder Problemlösen. Aus kognitionspsychologischer Perspektive war das Modell des „Supervisory Attentional Systems“ (SAS) von Norman & Shallice (1980) und Shallice (1982) das erste, welches zur Erklärung der Störung von EF herangezogen wurde. Etwas später kam das „Working Memory“ Modell von Baddeley (1986) zur Erklärung von Störungen der EF hinzu. Weiterhin eignen sich handlungstheoretische Ansätze oder das „Test-Operate-Test-Exit“ (TOTE) Modell (Miller, Galanter & Pribram, 1960) zur Erklärung, wonach das inflexi-

ble Verhalten der Patient*innen durch die Aktivierung alter, inadäquater Aktionsschemata zu erklären ist. Auch die „Goal Neglect Theory" von Duncan (1986) wird zur Erklärung von exekutiven Defiziten herangezogen. Das „Konzept der somatischen Marker" von Damasio und Kolleg*innen (Damasio et al., 1991) fokussiert hingegen auf die sozialen Aspekte der exekutiven Dysfunktionen und mögliche Verhaltensauffälligkeiten. Weiterhin ist die für die Kinder- und Jugendpsychiatrischen Erkrankungen entwickelte „Theory of Mind" (TOM) (z. B. Holopainen et al., 2019) ein relevantes Modell für exekutive Dysfunktionen.
Die Entwicklung eines integrativen Modells für alle Varianten exekutiver Dysfunktionen steht derzeit noch aus. Dennoch spielen die existierenden theoretischen Modelle in der Rehabilitation eine wichtige Rolle für die Entwicklung von Therapieansätzen und effektiven Interventionsmethoden. So lässt sich beispielsweise aus dem Test-Operate-Test-Exit (TOTE) Modell die Vorgehensweisen des Ziel-Management-Trainings ableiten. Dies ist eine Methode, um Schwierigkeiten im planerischen Denken durch Zerlegen eines Hauptziels in Teilziele entgegenzuwirken. Die Konzeption des SAS Modells von Normann und Shallice gibt Impulse für den Einsatz von Planungs- und Problemlöseaufgaben sowie den sogenannten „Novelty-Aufgaben", bei denen eine eigene Lösung für ein neues Problem entwickelt werden soll.

1.6 Differentialdiagnostik der exekutiven Dysfunktionen

Die Diagnostik exekutiver Dysfunktionen ist komplex. Sie sollte von erfahrenen Neuropsycholog*innen in Zusammenarbeit mit weiteren am Rehabilitationsprozess beteiligten Berufsgruppen, wie z. B. Ergotherapeut*innen, und den Angehörigen erfolgen. Grundsätzlich sollte sich der Umfang der Diagnostik exekutiver Dysfunktionen an der zugrundeliegenden Ätiologie, den Therapiezielen des/der Erkrankten und des Behandlungsteams, der diagnostischen Fragestellung, am Erkrankungsstadium (akute vs. chronische Phase), der Störungseinsicht des Betroffenen sowie Art und Umfang sonstiger kognitiver Defizite ausrichten. Die Diagnostik von Störungen der Exekutivfunktionen sollte sich im Idealfall aus vier verschiedenen Informationsquellen zusammensetzen (vgl. Abb. 1):

- neuropsychologische Testverfahren
- Gegenüberstellung der Selbst- und Fremdanamnese mittels Fragebögen
- Verhaltensbeobachtung und -analyse
- Fremdanamnese von Angehörigen und Betreuenden

Dem vorgeschaltet sein kann ein neuropsychologisches Screening zur Erfassung exekutiver Dysfunktion (Lubitz & Niedeggen, 2018). Um die adäquate neuropsychologische Interventionsform für jede/n Patient*in auszuwählen ist eine individuelle umfassende neuropsychologische Differentialdiagnostik notwendig (Müller, 2013).
Da verschiedene Teilaspekte der EF bei Patient*innen selektiv gestört sein können (Burgess, 2004; Stuss, 2006) sowie zusätzliche Persönlichkeitsveränderungen und Veränderungen in der Aktivierung aus der Hirnschädigung resultieren können, weisen Betroffene mit exekutiven Dysfunktionen ein breites und heterogenes kognitives Störungsmuster auf (Stuss & Alexander, 2007). Diese Tatsache macht den Einsatz mehrerer neuropsychologischer Testverfahren notwendig (Kopp et al. 2008; Thöne-Otto et al., 2018).
Folgende Komponenten sollten dabei erfasst werden:

1. Arbeitsgedächtnisfunktionen
2. Monitoring (Überwachung ablaufender Prozesse)
3. Planerisches Denken

4. Problemlösendes Denken
5. Kognitive Flüssigkeit und Flexibilität
6. Selbstwahrnehmung (Self-Awareness) bzw. Störungsbewusstsein

Diese Untergliederung soll lediglich der Orientierung dienen. Viele Schwierigkeiten der Erkrankten mit exekutiven Dysfunktionen lassen sich durch diese sechs Komponenten oder durch eine Kombination von diesen erklären. Während sich die ersten fünf Aspekte auf die Kognition beziehen, adressiert die Selbstwahrnehmung einen reflexiven Prozess.

Funktionsbereiche der Exekutivfunktionen	**Exemplarische Auflistung von Testverfahren**
Arbeitsgedächtnis und Monitoring	z. B. Untertest Arbeitsgedächtnis aus der Testbatterie zur Aufmerksamkeitsprüfung (TAP), Stroop-Test
Planerisches und problemlösendes Denken	z. B. Wisconsin Card Sorting Test (WCST), Tower of London (ToL), Standardisierte Link'sche Probe (SLP; Einsatz als Beobachtungsinstruments) oder Organisation und Planung eines Ausflugs (OPA)
Kognitive Flexibilität und Flüssigkeit	z. B. Regensburger Wortflüssigkeitstest (RWT) oder Ruff Figural Fluency Test (RFFT)
Handlungsflexibilität	z. B. Untertest Reaktionswechsel aus der TAP oder Trail Making Test B (TMT B)
Selbstwahrnehmung	z. B. Fragebogen zum dysexekutiven Syndrom (DEX) aus der Behavioral Assessment of the dysexecutive syndrome (BADS), die Marburger Kompetenz-Skala (MKS) oder das Behavior Rating Inventory of Executive Function (BRIEF)
Abgrenzung zu affektiven und motivationalen Störungen	z. B. Neuropsychiatric Inventory (NPI), Beck-Depressionsinventar (BDI) oder Apathie Evaluations Skala (AES)

Tab. 2: Auflistung relevanter und weit verbreiteter Verfahren zur Diagnostik verschiedener exekutiver Dysfunktionen (vgl. Müller et al., 2019b und Müller & Klein, 2023a). Es besteht kein Anspruch auf Vollständigkeit der genannten Testverfahren.

Hilfreich für den/die Diagnostiker*in ist hierbei eine Untergliederung des umfangreichen Symptomkomplexes in einzelne Komponenten, damit alle relevanten Funktionsbereiche erfasst und überflüssige Testungen für den/die Patient*in vermieden werden. Im Gegensatz zu anderen Funktionsbereichen gibt es für die psychometrische Erfassung von Komponenten der EF nur wenige valide und reliable Testinstrumente, die in Parallelversionen vorliegen. In der klinischen Praxis wird deshalb ein breites Spektrum an standardisierten und normierten Tests bis hin zu selbst generierten Aufgabensammlungen, die als Grundlage für die Verhaltensbeobachtung dienen, genutzt (Tab. 2).

Auch wenn seit geraumer Zeit versucht wurde, die Testgüte neuropsychologischer Verfahren zur Diagnostik exekutiver Dysfunktionen zu verbessern und Parallelversionen bereitzuhalten (z. B. Tucha et al., 2004), besteht hier weiterer Entwicklungsbedarf. Dies gilt insbesondere für alltagsnahe Verfahren, die die Fähigkeit des planerischen Denkens erfassen sollen

und deren Kernstück ihre Neuheit („novelty") ist (Menzel-Begemann, 2011). Hier soll für ein Problem erstmalig eine Lösung entwickelt werden. Ist der Lösungsweg gefunden, stellt die Lösung der Aufgabe keine Herausforderung mehr dar. Dadurch ist bei erfolgreicher Lösung eine erneute Darbietung zu Evaluationszwecken obsolet.
Bei der Erfassung von Exekutivfunktionen kommt der Selbst- und Fremdanamnese eine besondere Bedeutung zu. Etwaige Diskrepanzen zwischen Selbst- und Fremdeinschätzung lassen sich durch die Gegenüberstellung der beiden Fragebögen erfassen. Da Erkrankte mit exekutiven Dysfunktionen häufig über eine reduzierte Introspektionsfähigkeit bzw. mangelndes Störungsbewusstsein (Awareness) verfügen, kommt den Informationen von Angehörigen oder anderen Bezugspersonen eine besondere Rolle zu (Müller, 2009). Insbesondere die Diskrepanz zwischen Selbst- und Fremdeinschätzung kann als Indikator für ein vermindertes Störungsbewusstsein gelten. Die Schilderung konkreter Anforderungen im Beruf, bei der Ausübung von Hobbys und des sozialen Hintergrunds liefert ergänzende Informationen. Auf dieser Basis kann die Einschätzung erfolgen, in welchem Umfang Eigeninitiative, Flexibilität sowie eigenständiges Planen und Problemlösen im prämorbiden Vergleich defizitär sind. Außerdem sollen Methoden der Verhaltensanalyse, einem zentralen Element der Verhaltenstherapie, im Rahmen der Diagnostik eingesetzt werden. Zudem sollte eine mögliche Antriebsminderung berücksichtigt werden. Exekutive Defizite bei der Planung, Initiierung und Koordination motorischer Vorgänge können entweder im Rahmen der von Lurija entwickelten einfachen motorischen Tests erfasst bzw. im Rahmen einer motorisch orientierten Diagnostik abgeklärt werden (Chan et al., 2008).
Gerade bei exekutiven Dysfunktionen spielt die systematische Verhaltensbeobachtung eine besondere Rolle (Tab. 3), da Betroffene in standardisierten Testsituationen häufig besser abschneiden als in unstrukturierten Alltagssituationen. In diesem Zusammenhang ist es laut Müller (2013) notwendig darauf hinzuweisen, dass bei einer Beschränkung der Auswertung auf den reinen Testwert wertvolle Informationen verloren gehen können. Um die individuellen Fähigkeiten und Grenzen auszuloten, kann es sinnvoll sein, über die standardisierte Testdurchführung hinaus in einem zweiten Anlauf gestufte Hilfen zu geben. Dieses Vorgehen liefert häufig wichtige Beobachtungen der vorliegenden Defizite, setzt aber klinisch-neuropsychologisches Fachwissen voraus.

Tab. 3: Verhaltensweisen, bei denen eine ausführliche exekutive Diagnostik erfolgen sollte (vgl. Müller & Klein, 2023b)
– Inadäquates, inflexibles, perseveratorisches, unorganisiertes, wenig zielgerichtetes und reizgesteuertes Verhalten, wie z. B. wiederholtes Drücken einer Kugelschreibermine – Eingeschränkte Fähigkeit, ein Ziel zu verfolgen, zu planen, Handlungen zu modifizieren – Schwierigkeiten den roten Faden aufrecht zu erhalten, z. B. wenn die Tätigkeit des Staubsaugens durch ein Türklingeln unterbrochen wird, das Staubsaugen im Anschluss an die Unterbrechung aber nicht fortgesetzt wird – Missachten von Konventionen, z. B. das Gespräch fortsetzen, obwohl der/die andere signalisiert gehen zu wollen oder dazwischenreden, wenn zwei andere Personen sich unterhalten – Interessenlosigkeit, Gleichgültigkeit, Antriebsstörungen, wie z. B. keine Reaktion zeigen, obwohl das eigene Kind gestürzt ist – Vermindertes Störungsbewusstsein, obwohl z. B. die/der Patient*in nicht selbstständig zurechtkommt, beklagt sie/er, dass sie/er nicht verstehe, warum sie/er weiterhin in der Klinik behandelt werden soll

1.7 Therapie der exekutiven Dysfunktionen

Mittlerweile gibt es einige evaluierte Interventions- oder Therapieprogramme zur Behandlung exekutiver Dysfunktionen (Levine, Manly &Robertson, 2009; Müller & Klein, 2020; Harth et al., 2005; Müller, Hildebrandt & Münte, 2004), die wenigsten liegen jedoch für Neuropsycholog*innen in manualisierter Form vor. Ziel der Therapie der exekutiven Dysfunktionen ist es die Patient*innen zu befähigen, ihre Handlungen in zunehmendem Maße selbstregulierend auszuführen.

Das Therapieziel sowie die auszuwählenden Therapiemethoden richten sich nach Art und Schwere der exekutiven Dysfunktion und danach, ob weitere kognitive Funktionsbereiche beeinträchtigt sind, sowie nach dem Ausmaß der Krankheitseinsicht bezüglich der eigenen Störung. Daraus folgt die Notwendigkeit des Einsatzes unterschiedlicher Interventionsformen und Therapieansätze, die sich entweder auf die Veränderung des Verhaltens oder auf eine Verbesserung der kognitiven Defizite konzentrieren. Zudem spielen die individuellen Alltagsanforderungen eine wesentliche Rolle.

Die neuropsychologischen Therapieverfahren zur Behandlung exekutiver Dysfunktionen können in methodisch unterschiedliche Therapieansätze untergliedert werden (vgl. Abb. 1):

- Kognitiv übende Therapieansätze, die gezielt einen Funktionsbereich trainieren
- Kognitives Training mehrerer Funktionsbereiche unter Einschluss der EF
- Therapieansätze, bei denen das Verhaltensmanagement das zentrale Moment ist
- Therapieansätze, bei denen die Manipulation und die Modifikation der Umwelt im Vordergrund stehen
- Therapieansätze, die eine Kombination mehrerer Interventionsformen umfassen
- Pharmakologische Ansätze, die die Auswirkung der Gabe unterschiedlicher Substanzen auf die kognitive Leistungsfähigkeit, hier die Wiederherstellung exekutiver Funktionen, erfassen

Im Folgenden sollen die kognitiv übenden Verfahren und die Verfahren des Verhaltensmanagements etwas genauer dargestellt werden, da diese dem Einsatz der vorliegenden Therapiematerialien zugrunde liegen.

1.7.1 Kognitive Therapieansätze

Kognitiv übende Verfahren sind durch wiederholtes Üben eines bestimmten Aufgabentyps mit sukzessiv steigendem Schwierigkeitsgrad gekennzeichnet. Bei den kognitiven Therapieansätzen geht es um die Verbesserung der defizitären kognitiven Exekutivfunktionen, wie z. B. der Arbeitsgedächtnisleistung, der Problemlösefähigkeit oder der Fähigkeit des planerischen Denkens. Sie sind besonders für Patient*innen mit kognitiven Defiziten bei nur geringen Verhaltensauffälligkeiten geeignet. Bei diesen Therapieansätzen ist die Art der Intervention gut strukturierbar, zudem sind sie sowohl in Gruppen- als auch in Einzelsitzungen gut durchführbar.

Bei den kognitiven Therapieansätzen ist in der Regel eine Verbesserung der Problemlösefähigkeit, der kognitiven Flüssigkeit und Flexibilität oder der Arbeitsgedächtnisleistung das therapeutische Ziel. Die Arbeitsgedächtnisleistung umfasst dabei die Fähigkeit, Informationen kurzfristig im Gedächtnis zu halten und diese zu manipulieren, also z. B. eine gerade vorwärts gehörte Telefonnummer rückwärts zu wiederholen. Im Rahmen eines Problemlösetrainings werden beispielsweise den Patient*innen Techniken vermittelt, um komplexe

Probleme in handhabbare Schritte zu untergliedern und sukzessive eine Lösung zu finden. Ziel ist es, die individuelle Handlungsfähigkeit zu erhöhen und eine realistische Einschätzung der eigenen Möglichkeiten zu erarbeiten (Müller, 2016).

Neben verschiedenen „Paper & Pencil“ Verfahren (Finauer, 2019) stehen auch computergestützte Trainings- und Therapieprogramme zur Verfügung, die zunehmend auf diversen digitalen Endgeräten verfügbar sind (Jamieson et al., 2019; Ertas-Spantgar et al., 2022) und durch „Virtual Reality“ Anwendungen ergänzt werden können.

Die Wirksamkeit kognitiv-übender Verfahren gilt mittlerweile als gut belegt (Müller, Klein et al., 2020). Kognitiv übende Verfahren allgemein erreichen eine hohe Evidenzstärke (Level of Evidence (LoE)) und kognitive Therapieansätze allgemein sollen bei Vorliegen entsprechender Defizite zum Einsatz kommen. Ebenso ist die Wirksamkeit des Arbeitsgedächtnistrainings und des Trainings des planerischen Denkens gut belegt. Insbesondere bei primär kognitiven exekutiven Defiziten, zum Beispiel einer Störung des Arbeitsgedächtnisses, ist der Einsatz von computergestützten Trainingsverfahren sinnvoll und erfolgreich (vgl. Müller et al., 2020). In Anbetracht komplexerer exekutiver Defizite sollten kognitiv übende Verfahren in ganzheitliche Therapieansätze (Prigatano et al., 2013) eingebettet werden, da diese den Bedürfnissen der Erkrankten, aber auch denen der Behandelnden und Angehörigen am ehesten gerecht werden können (Müller & Klein, 2023a).

Der Einsatz kognitiv-übender Verfahren sollte möglichst regelmäßig erfolgen, dabei legen die Neuropsycholog*innen gemeinsam mit den Patient*innen die Art und den Schwierigkeitsgrad der zu bearbeitenden Aufgaben fest. Bei Verbesserungen kann der Schwierigkeitsgrad sukzessive erhöht werden. Dabei empfiehlt es sich, täglich und regelmäßig für eine kurze Zeitspanne von 15–30 Minuten für eine Dauer von ca. 3 bis 6 Wochen zu üben.

Neuropsychologische Therapieansätze zur Verbesserung der EF setzen auf verschiedenen Ebenen des biopsychosozialen Modells (DIMI, 2005) der Internationalen Klassifikation der Funktionsfähigkeit, Behinderung und Gesundheit (ICF) an. Ziel der kognitiven Therapieverfahren ist gemäß ICF-Terminologie die Veränderung der Körperstrukturen und -funktionen mit ihren physiologischen und psychologischen Funktionen. Hier werden durch wiederholtes kognitives Training, welches z. B. ein computergestütztes Training der selektiven Aufmerksamkeit oder die Bearbeitung von Aufgaben zur Verbesserung der planerischen Fähigkeiten sein kann, neuronale Plastizitätsprozesse angestoßen (Müller, Klein et al., 2020).

1.7.2 Therapieansätze des Verhaltensmanagements

Ziel des Verhaltensmanagements ist es, eine Veränderung des eigenen Verhaltens zu erzielen. Dabei soll entweder unerwünschtes Verhalten unterbunden oder erwünschtes Verhalten aufgebaut werden. Die Therapieansätze des Verhaltensmanagements umfassen den Einsatz von Selbstinstruktions-Techniken, Selbstbeobachtungs-Techniken und Ziel-Management-Techniken. Diese erfordern ein individuell abgestimmtes Vorgehen sowie eine regelmäßige Interaktion im Einzelsetting zwischen Neuropsycholog*innen und Patient*innen. Während die aus der Verhaltenstherapie adaptierten Selbstbeobachtungs- und Selbstinstruktionstechniken besonders geeignet sind für Menschen mit Verhaltensauffälligkeiten, eignen sich die Ziel-Management-Techniken sowohl für Patient*innen mit kognitiven Defiziten als auch mit Verhaltensdefiziten. Viele Therapieprogramme zur Behandlung exekutiver Funktionsstörungen basieren auf Ideen des Selbstinstruktionstrainings nach

Meichenbaum, um eine bessere Selbstkontrolle des Verhaltens zu erzielen (Müller, Klein et al., 2020; Müller & Klein, 2020).

Grundlage des Verhaltensmanagements sind klassische lerntheoretische Wirkmechanismen, wie sie auch Interventionen der Verhaltenstherapie zugrunde liegen. Methoden des Verhaltensmanagements werden zumeist bei motivationalen Störungen oder Verhaltensauffälligkeiten eingesetzt. Es kommen beispielsweise das Ziel-Management oder operante Verfahren zum Einsatz. Hierbei ist zu berücksichtigen, dass Patient*innen mit einer Hirnschädigung möglicherweise Verstärkerkontingenzen anders verarbeiten als Gesunde. Zentral ist, dass die Konsequenzen unmittelbar auf das Verhalten der Erkrankten folgen, da längerfristige Konsequenzen kaum verhaltenswirksam werden. Deshalb sind beim Einsatz von Methoden des Verhaltensmanagements die parallel vorliegenden sonstigen kognitiven Einschränkungen zu beachten. Die Wirksamkeit der Ansätze des Verhaltensmanagements gilt als gut belegt, hier ist die Studienlage zu Wirksamkeit des Goal-Management-Training (GMT) besonders gut.

Exemplarisch soll das GMT oder Ziel-Management-Training dargestellt werden. Das GMT basiert auf der Theorie des „Goal Neglects" (Duncan et al., 1996). Beim GMT steht die Zerlegung eines übergeordneten Ziels in Teilziele und überschaubare Schritte zu deren Erreichung im Vordergrund (Levine et al., 2011). Ziel des Trainings ist es, dem/der Patient*in alle Schritte zur Erreichung eines Ziels zu verdeutlichen und diese immer wieder zu überprüfen (Krasny-Pacini et al., 2014). Zunächst soll ein übergeordnetes Ziel formuliert, dieses in Teilzeile zerlegt und enkodiert und aufrechterhalten werden. Abschließend sollen Ziel und erreichte Situation verglichen werden (Stubberud et al., 2014). Die Technik des Zielmanagements beinhaltet folgende Schritte:

1. Bewusstheit über die relevanten Ziele erlangen
2. Hauptziel festlegen
3. Hauptziel in Teilziele zerlegen
4. Hauptziel und Teilziele in konkrete Handlungsschritte umsetzen
5. Vergleich von erreichtem Ergebnis und festgelegtem Ziel

Häufig wird das Ziel-Management-Training (Levine et al., 2007; 2011) bei Patient*innen eingesetzt, die unstrukturiertes oder gar chaotisches Verhalten zeigen, die häufig den roten Faden verlieren und/oder Handlungen nicht abschließen. Eine beliebte Aufgabe in diesem Zusammenhang ist das Kochen einer Mahlzeit, die aus mehreren Komponenten besteht, die parallel zubereitet werden und möglichst gleichzeitig fertig sein sollen. Hierzu wird das übergeordnete Ziel Nudeln mit Bolognese Soße zu kochen, in Teilziele zerlegt, wie z. B. Nudelwasser aufsetzen, Zwiebeln zerkleinern oder Gehacktes anbraten. In einem Kontrollgruppen-Design von Levine et al. (2007) wurden signifikante Effekte trotz einer relativ kurzen Interventionsdauer erzielt. Ein Transfer des Gelernten bzw. eine Generalisierung in den Alltag konnte jedoch nicht erzielt werden. Mehrere Studien belegen die Evidenzbasierung des GMT (z. B. Emmanouel et al., 2018).

Ein gut untersuchtes Beispiel für eine mobile Anwendung zur Unterstützung bei planerischen Defiziten ist die RehaGoal App, die Patient*innen schrittweise durch komplexe Aufgaben lotst (Müller et al., 2023; 2021). Mit Hilfe der RehaGoal App (Müller et al., 2023; Ertas et al., 2021; Müller et al., 2019a) wurden komplexe Aufgaben digital untergliedert und können so mittels verschiedener „Smart Devices" in Kombination mit dem „Errorless Learning" (Vermeiden von Fehlern während der Handlungsdurchführung) problemlos in den Alltag integriert werden (Ertas-Spantger et al., 2022).

Verfahren des Verhaltensmanagements zielen gemäß der ICF-Terminologie einerseits auf Verbesserung auf der Ebene der Aktivitäten (z. B. des Planens eines Einkaufs oder Essens), andererseits auf Verbesserungen auf der Ebene der sozialen und beruflichen Teilhabe (z. B. der Fähigkeit, einem Hobby nachzugehen oder eine berufliche Tätigkeit aufzunehmen) ab. Im Fall schwerwiegender Verhaltens- bzw. Persönlichkeitsstörungen infolge einer erworbenen Hirnschädigung sei für die neuropsychologische Therapie zudem auf das Methodenspektrum der Richtlinienverfahren (wie z. B. Verhaltenstherapie) verwiesen (Thöne-Otto et al., 2018).

Die vorliegenden Therapiematerialien vereinen die Methode des repetitiven Übens, wie sie aus kognitiven Therapieansätzen bekannt ist, mit Verfahren des Verhaltensmanagements, die Betroffenen bestimmte Strategien und Routinen an die Hand geben sollen. Die Therapie sollte kontextsensitiv erfolgen, also so nah wie möglich am Alltag der Patient*innen angelehnt oder sogar in diesen integriert werden, da die automatische Übertragung von Therapieinhalten in andere Lebensbereiche in der Regel nur schwer erfolgt (Müller, 2013).

2. Die Konzeption der Arbeitsmaterialien zum planerischen Denken

Obwohl exekutive Funktionen, insbesondere das planerische Denken, für den funktionellen Rehabilitationserfolg und die soziale Reintegration eine außerordentlich wichtige Rolle spielen, liegen in dem Bereich kaum strukturierte Arbeitsmaterialien oder gar Trainingsprogramme vor (Müller et al., 2004, 2006, 2007). Die hier präsentierten Arbeitsmaterialien fokussieren auf eine insbesondere für den Alltag sehr wichtige Komponente exekutiver Funktionen, dem planerischen Denken.
Dazu liegen Arbeitsmaterialien in fünf ansteigenden Schwierigkeitsgraden sowie ergänzend dazu freie Planungsaufgaben vor. Die vorliegenden Arbeitsmaterialien eignen sich zur Therapie von Defiziten im planerischen Denken bei leicht bis mittelschwer geschädigten Patient*innen ohne deutliche Verhaltensdefizite oder Persönlichkeitsveränderungen. Insbesondere für diese Patient*innengruppe ist eine Kombination aus der Vermittlung von Strategien, das Problem oder die Aufgabe zu strukturieren, einer entsprechend realistischen Zielsetzung (Kohleis et al., 2011) und dem wiederholten Üben derartiger Aufgaben mit ansteigendem Schwierigkeitsgrad sinnvoll.

2.1 Planerisches Denken – eine zentrale Komponente der Exekutivfunktionen

Planerisches Denken findet tagtäglich unbemerkt in unserem Leben statt. Sei es, dass wir uns einen Plan zurechtlegen, wie wir die anstehenden Anforderungen unserer beruflichen Tätigkeit sinnvoll abarbeiten, sei es, dass wir eine Feier oder einen Urlaub planen. Die anstehenden Aktivitäten sind auch in unserem Alltag von unterschiedlicher Komplexität: Es beginnt mit einfachen Tätigkeiten, wie dem Kaffeekochen oder dem Erledigen eines Einkaufs. Die Schwierigkeit steigt beim Kochen eines Vier-Gänge-Menüs schon merklich an und erreicht bei komplexen beruflichen Tätigkeiten, wie der einer/s Stundenplankoordinator*in in der Schule oder der/m Leiter*in des zentralen Einkaufs einer größeren Firma, einen sehr hohen Komplexitätsgrad. Jede/r von uns plant mehrfach am Tag kleinere oder größere Tätigkeiten und benötigt somit die zugrundeliegenden Exekutivfunktionen.
Für das planerische Denken spielen die Antizipation, das Überprüfen der Handlungsschritte im Sinne einer Plausibilitätskontrolle und das Anpassen und Korrigieren von Handlungsschritten, also die kognitive Umstellungsfähigkeit, eine entscheidende Rolle. Dies gilt insbesondere für Aufgaben, bei denen Ziele über mehrere Schritte zu verfolgen sind. Gefordert wird hier ein ständiges Abwägen, Bewerten und Entscheiden.
Einfache Planungsprozesse, die im Wesentlichen auf vertrauten Handlungsroutinen beruhen, werden im Alltag meist unbemerkt ausgeführt. Bewusst werden uns Planungsprozesse erst, wenn kognitive Strategien angewandt werden müssen, um gewohnte Handlungsroutinen abzuändern, Handlungsschemata für neue Situationen entworfen werden müssen, oder aber wenn die Fähigkeit zum planerischen Denken beeinträchtigt ist.

2.2 Der Einsatz der Arbeitsmaterialien

Die vorliegenden Arbeitsmaterialen sollen die von uns dargelegte Lücke an strukturierten Therapiematerialien zur Behandlung von exekutiven Dysfunktionen, insbesondere dem planerischen Denken, schließen. Der Aufbau der Arbeitsmaterialien berücksichtigt folgende Punkte:

- eine therapeutische Schwerpunktsetzung auf das planerische Denken unter Berücksichtigung der Komponenten Arbeitsgedächtnis und kognitive Flexibilität
- das Vermitteln von Strategien zur erfolgreichen Bearbeitung, wie z. B.
  - Ziel-Management-Technik
  - Selbstkontrolltechniken
  - Selbstinstruktionstechniken
- die schrittweise Erhöhung des Schwierigkeitsgrads der Aufgaben
- der gezielte Einsatz von Strukturierungshilfen
- die Möglichkeit des Einsatzes in Gruppen- und Einzeltherapie

Die Entwicklung dieser Arbeitsmaterialien basiert auf zwei Grundannahmen, erstens, dem repetitiven Üben von kognitiven Fähigkeiten als Therapiemethode, und zweitens, dem Erlernen von Strategien und Managementtechniken, um mit den noch vorhandenen Ressourcen möglichst effektiv umzugehen (Kompensationsstrategien). D. h. diese Therapiematerialien sollen die verschiedenen Ebenen der angeleiteten Rehabilitation, das Lernen durch Wiederholung und den Einsatz von Strategien integrieren. Dementsprechend soll die Fähigkeit zum planerischen Denken durch wiederholtes Üben mit ansteigendem Schwierigkeitsgrad und dem begleitenden Erlernen von Strategien verbessert werden.

Anhand der Aufgaben soll gelernt werden, zwischen wichtigen und unwichtigen Informationen zu unterscheiden. Die nicht relevanten Informationen sollen unterdrückt werden. Die relevanten Informationen sollten unterteilt werden in solche, die vollständig determiniert sind, und solche, die gewisse Freiheitsgrade aufweisen. Darüber hinaus sollen die relevanten Informationen in die richtige zeitliche Abfolge gebracht werden, die sich in der Regel von der des Auftauchens im Text unterscheidet. Weiterhin soll ein zielorientiertes, strukturiertes Vorgehen (wieder-)erlernt und in den Alltag integriert werden.

Zu den begleitenden kompensatorischen Therapieansätzen gehören die bewusste und gezielte Nutzung der vorhandenen Kapazitäten sowie insbesondere der Umgang mit Zeitdruck (Fassotti et al., 2000). Heutzutage müssen sehr viele Leistungen und Aufgaben unter Zeitdruck erbracht werden, jedoch ca. 80 % aller Patient*innen mit erworbenen Hirnschädigungen sind bei kognitiven Aufgaben verlangsamt. Dies führt entweder dazu, dass die Aufgaben nicht in der gewohnten Zeit erbracht werden können und/oder aufgrund des vorhandenen Zeitdrucks Fehler auftreten.

Hier wird ein Zeitmanagement oder Zeitdruckmanagement notwendig, um die verlangsamte Informationsverarbeitungsgeschwindigkeit nach der Hirnschädigung zu kompensieren. Zentral ist es hierbei Handlungsstrategien zu vermitteln, die es Patient*innen ermöglichen, genügend Zeit für die Erledigung bestimmter Aufgaben sowie notwendige Pausen einzuplanen. Diese Strategien beinhalten beispielsweise die Antizipation der Aufgabenanforderung, die zwischenzeitliche Unterbrechung von Aufgaben, die frühzeitige Klärung bestimmter Sachverhalte und die Wiederholung von Informationen. Ein wichtiges Ziel dieser Techniken ist ein tatkräftiges, angstfreies Umgehen mit vorhandenem Zeitdruck. Zu den zur Verfügung stehenden Techniken gehören verbale Selbstinstruktion, Teilung der Aufmerksamkeitsressourcen bei parallelen Aufgaben, Selbstbeobachtung bei mentaler Anstren-

gung, selbstgesteuerter Einsatz von „Schrittmachern" und der angemessene Umgang mit emotionalen Reaktionen. Weiterhin sollen die Erkrankten anhand der Aufgaben lernen, für jeden größeren Handlungsabschnitt eine Plausibilitätskontrolle oder Überschlagsrechnung zu machen.
Patient*innen sollen mit diesen Arbeitsmaterialien arbeiten, wenn sie Schwierigkeiten mit komplexen Planungs- und Organisationsaufgaben haben. Voraussetzung ist zunächst eine genaue diagnostische Abklärung. Auf diesem Hintergrund kann der gerade noch zu leistende Schwierigkeitsgrad für den Einstieg gewählt werden. Dadurch soll der/dem Patient*in ein kleines Erfolgserlebnis ermöglicht und die Motivation erhalten bzw. erhöht werden. Stellt sich ein Therapieerfolg im geübten Schwierigkeitsgrad ein, wird die Therapie auf dem nächst höheren Schwierigkeitsgrad fortgesetzt und schrittweise alltagsnahen Situationen angenähert. Die vorliegenden Therapiematerialien basieren auf langjähriger klinischer Erfahrung und wurden in enger Kooperation mit mehreren Rehabilitationskliniken und ambulanten neuropsychologischen Praxen entwickelt und erprobt (Harth et al., 2005).

2.3 Die Zielgruppe

Zielgruppe dieser Arbeitsmaterialien sind Patient*innen mit exekutiven Dysfunktionen, bei denen die planerischen Defizite im Zentrum stehen und weniger die exekutiven Verhaltensauffälligkeiten (Thöne-Otto et al., 2018). Diese sind meist nicht in der Lage, dargebotene Informationen sinnvoll zu strukturieren, geordnet und zielgerichtet an Aufgaben heranzugehen und bestimmte Informationen im Arbeitsgedächtnis aufrechtzuerhalten und zu verändern. Ihnen fällt eine Bewertung und Gewichtung von Alternativen und die Entscheidung zwischen denselben schwer. Weiterhin können auch Patient*innen mit Defiziten im Bereich des Monitorings/der Überwachung aller ablaufenden Prozesse von den Aufgaben profitieren.
Häufig wirken diese Patient*innen schlecht organisiert oder chaotisch, bisweilen auch unzuverlässig oder sprunghaft. Viele dieser Patient*innen zeigen in klassischen neuropsychologischen Testverfahren unauffällige Ergebnisse, haben aber trotzdem deutliche Schwierigkeiten ein selbstständiges Leben zu führen oder beruflich teilzuhaben. Die Herausforderungen treten hier insbesondere in unstrukturierten Situationen mit vielen Freiheitsgraden auf.
In die Therapie mit einbezogen werden können Patient*innen mit leichter Antriebs- und Entscheidungsstörung, die sich durch externe Reize und vorgegebene Struktur leiten lassen, nicht jedoch solche mit schwerer Apathie oder Abulie. Die Arbeitsmaterialien sind sowohl in der Gruppe, in der Einzeltherapie als auch im Rahmen von Aufgaben, die selbstständig zu Hause erledigt werden, in Ergänzung zu einer neuropsychologischen Therapie einsetzbar.
Patient*innen, die von der Therapie planerischen Denkens profitieren, haben häufig Schädigungen des ventralen und insbesondere des dorsolateralen präfrontalen Kortex sowie Läsionen im vorderen Teil des Gyrus cinguli. Es sind häufig junge Patient*innen (oft Schädelhirnverletzte nach Unfällen oder Menschen mit ADHS), bei denen eine selbstständige Lebensführung und/oder eine berufliche (Wieder-)Eingliederung im Zentrum der rehabilitativen Bemühungen steht. Bei gleichzeitigem Vorliegen von Aufmerksamkeits-, Wahrnehmungs- oder Gedächtnisstörungen empfiehlt es sich, mit der Therapie derselben zu beginnen und erst nachdem dort gewisse Fortschritte erzielt worden sind, begleitend mit

der Therapie des planerischen Denkens einzusetzen. Zielgruppe sind Patient*innen der neurologischen Rehabilitationsphasen C, D und E, der ambulanten Neuropsychologie und Ergotherapie, der medizinisch-beruflichen Rehabilitation und der beruflichen Rehabilitation (Müller et al., 2007).
Sofern diese Therapiematerialien in der ambulanten neuropsychologischen Therapie eingesetzt werden, sind individuelle Anpassungen an das Lebensumfeld und inhaltliche Abwandlungen der Aufgaben möglich. So wurde beispielsweise in der neuropsychologischen Therapie einer Reiseverkehrskauffrau mit ausgeprägten Defiziten im planerischen Denken entsprechende Aufgaben eingesetzt, deren Inhalt die Ausarbeitung von Urlaubsreisen anhand eines handelsüblichen Katalogs und später mithilfe einer spezifischen Reisebürosoftware war. Komplexitätsgrade und die Anzahl von Freiheitsgraden wurden durch die entsprechenden Vorgaben sukzessive erhöht. Die Nutzung von alltagsnahem Therapiematerial bzw. der realen Arbeitsgeräte erhöhte die Motivation der Patientin sehr und zeigte der Neuropsychologin die noch vorliegenden Schwächen der Patientin im Arbeitsalltag.

2.4 Kontraindikationen für den Einsatz der Therapiematerialien

Exekutive Dysfunktionen und dementsprechend auch Defizite im planerischen Denken werden nicht selten von Verhaltensauffälligkeiten begleitet, die jedoch eine andere Interventionsform benötigen. In Abhängigkeit von der Lokalisation der Hirnschädigung kann es zu Antriebsmangel oder zu Enthemmungsphänomenen kommen.
Bei Patient*innen, bei denen Apathie und mangelnde Krankheitseinsicht / Anosognosie im Vordergrund stehen, sollte dies zuerst thematisiert und behandelt werden, beispielsweise in Form eines „Awareness-Trainings“. Mit Hilfe der vorliegenden Arbeitsmaterialien kann gegebenenfalls die mangelnde Krankheitseinsicht thematisiert und ein Einblick in die eigenen Schwierigkeiten gegeben werden. Dafür muss jedoch bereits ein Mindestmaß an Krankheitseinsicht vorhanden sein. Aphasie Patient*innen mit milden Defiziten im Sprachverständnis profitieren von dieser Therapie des planerischen Denkens. Sollten Störungen der Sprachproduktion im Zentrum der Symptome stehen, gilt es, diese vorrangig zu behandeln, bevor mit der kognitiven Therapie der Exekutivfunktionen begonnen wird.
Nicht erfolgsversprechend ist der Einsatz der Arbeitsmaterialien „Jetzt mache ich mir einen neuen Plan!“ für alle diejenigen, bei denen Persönlichkeitsstörungen oder Verhaltensauffälligkeiten im Vordergrund stehen (Thöne-Otto et al., 2018). Für Patient*innen mit mangelnder Verhaltenskontrolle und vorschnellem Handeln ist der Einsatz dieser Therapiematerialien zum planerischen Denken in Einzeltherapie in Kombination mit verhaltenstherapeutischen Methoden denkbar. Grundsätzlich sollten verhaltenstherapeutische Methoden, wie beispielsweise die Selbstmanagement-Therapie oder die Ziel-Management-Therapie, unterstützend in die Therapie zur Verbesserung der planerischen Fähigkeiten integriert werden.

3. Einsatz der Arbeitsmaterialien „Jetzt mache ich mir einen neuen Plan!“

3.1 Aufbau und Schwierigkeitsgrade der Arbeitsmaterialien

Die Therapie der gestörten Planungsfähigkeit steht am Ende der Schwierigkeitshierarchie bei der Behandlung exekutiver Dysfunktionen, da hierbei sowohl kognitive Flexibilität als auch Arbeitsgedächtnisprozesse einfließen.
Das Material besteht aus Aufgabenblättern, zum Teil mit strukturierenden Vorgaben wie Tabellen oder Stundenplänen als Hilfestellung. Die Aufgabe ist es, für eine fiktive Person oder eine Organisation eine Tagesplanung oder Terminplanung zu entwickeln. Dabei sollen verschiedene Termine in eine optimale zeitliche Reihenfolge gebracht werden. Neben dem rückwärtsgerichteten Monitoring („Was wurde schon erledigt?“) und dem vorwärtsgerichteten Monitoring („Was ist noch zu erledigen?“) spielen die zeitliche Kodierung im Arbeitsgedächtnis sowie Prozesse der Inhibition und der Flexibilität eine Rolle.
Die Planungsaufgaben sind in fünf sukzessive ansteigende Schwierigkeitsgrade untergliedert. Dieser Aufgabentyp wird ergänzt durch freie Planungsaufgaben ohne Strukturierungshilfen.
Die fünf unterschiedlichen Schwierigkeitsgrad sind:

- **Schwierigkeitsgrad 1** enthält kurze und einfache Textaufgaben, bei denen der/die Patient*in die relevanten Informationen extrahieren muss und z.T. leichte Rechenaufgaben lösen soll.
- **Schwierigkeitsgrad 2** ähnelt im Aufbau dem Schwierigkeitsgrad 1, unterscheidet sich jedoch in der Schwierigkeit durch das Vorhandensein von mehreren Variablen.
- Bei den Planungsaufgaben des **Schwierigkeitsgrads 3** soll eine effektive Tagesplanung für eine fiktive Person erstellt werden, dabei nimmt die Anzahl der zu berücksichtigen Variablen zu. In Schwierigkeitsgrad 3 werden Strukturierungshilfen in Form eines Stunden- oder Wochenplanes teilweise mit bereits eingetragenen Ankerinformationen zur Bearbeitung vorgegeben.
- Die Anforderungen der Aufgaben des **Schwierigkeitsgrads 4** entsprechen weitestgehend denen aus Schwierigkeitsgrad 3, es wird jedoch häufig die Berücksichtigung von Wegezeiten verlangt oder aber die Lösung durch Zusatzinformationen oder einschränkende Bedingungen erschwert. Strukturierungshilfen werden zur Verfügung gestellt.
- In **Schwierigkeitsgrad 5** entfällt die Hilfestellung durch Strukturierungshilfen. Für die Bearbeitung der Aufgabe muss eine eigene Strukturierung entwickelt werden. Ansonsten ist der Aufgabenaufbau wie in den Schwierigkeitsgraden 3 und 4. Zusätzlich steigt die Anzahl der Freiheitsgrade in den Angaben.
- **Freie Planungsaufgaben** unterscheiden sich grundsätzlich in der Konzeption von den strukturierten Planungsaufgaben. Dieser Aufgabentyp gibt freie Planungsaufgaben vor, bei denen nicht eine vorhandene Struktur extrahiert werden muss, sondern zur Lösung eine eigene Struktur entwickelt werden soll. Daher gibt es immer mehrere richtige Lösungen. Dafür ist es notwendig eigene Assoziationen und Ideen zu entwickeln, Schwerpunkte zu setzen und Entscheidungen zu treffen. Eine hochkomplexe Planungsaufgabe, wie beispielsweise die Ausrichtung einer Hochzeit, soll selbstständig und ohne Vorgaben und Einschränkungen erledigt werden. Dabei müssen ver-

schiedene Rahmenbedingungen, deren Zusammenwirken und mögliche Wechselwirkungen eigenständig vorweggenommen und berücksichtigt werden. Hierbei besteht die Möglichkeit, Einfluss auf den Ablauf zu nehmen und eigene Schwerpunkte zu setzen.

3.2 Hinweise zur Durchführung

Für die Therapie von Defiziten im planerischen Denken werden mittelschwer beeinträchtigten Patient*innen zunächst Aufgabenblätter des Schwierigkeitsgrades 2 vorgelegt. Wenn sich deren Anforderung als noch zu schwer herausstellt, sollte zu Aufgaben des Schwierigkeitsgrades 1 gewechselt werden. Wurden die Aufgaben des Schwierigkeitsgrades 2 erfolgreich absolviert, wird zu Aufgaben der Schwierigkeitsgrade 3, 4 bzw. 5 gewechselt. Weiterhin liegen freie Planungsaufgaben vor, die jedoch nicht als einfache Steigerung des Schwierigkeitsgrades verstanden werden dürfen. Hier kommen durch die sehr offene Aufgabenstellung qualitativ neue Anforderungen hinzu, die einen anderen Aufgabentyp definieren. Die freien Planungsaufgaben stellen also keine Fortsetzung der vorigen Aufgabentypen dar.
Bei Patient*innen mit leichteren Defiziten wird empfohlen, von vornherein mit Schwierigkeitsgrad 3 zu beginnen.

3.4 Hinweise für die Verhaltensbeobachtung

Die Neuropsycholog*innen und Ergotherapeut*innen sollten die Bearbeitung der ersten Arbeitsblätter zur Klärung eventueller Fragen und zur Verhaltensbeobachtung begleiten. Folgende Punkte sollten dabei im Blick behalten werden:

- Wird die Aufgabenstellung hinreichend genau gelesen oder wird vorschnell mit der Bearbeitung begonnen?
- Arbeitet die/der Patient*in konzentriert und kontinuierlich oder stockt der Arbeitsfluss häufig?
- Wird langsam und planvoll vorgegangen?
- Wie viel Zeit wird für die Bearbeitung benötigt?
- Ist die/der Patient*in selbstständig in der Lage, relevante Informationen aus dem Text zu extrahieren und entsprechend zu nutzen?
- Kann die/der Patient*in feste und variable Termine extrahieren, gewichten und entsprechend berücksichtigen?
- Werden Wegezeiten angemessen berücksichtigt?
- Werden die vorgegebenen Strukturierungshilfen ausreichend genutzt?
- Ist die/der Patient*in in der Lage eigene Strukturierungen bzw. Strukturierungshilfen zu entwickeln?
- Werden Strategien zur Lösung der Aufgabe entwickelt?
- Wird am Ende der Aufgabenbearbeitung die Lösung kontrolliert?
- Kann die/der Patient*in einen falschen Lösungsansatz erkennen und ihn gegebenenfalls revidieren?
- Wie wird im Falle einer notwendigen Korrektur vorgegangen?
- Welche Arten von Fehlern treten auf?

- Berechnungen der Zeit stimmen nicht
- notwendige Informationen werden nicht berücksichtigt
- verdeckte Informationen werden nicht erkannt
- Vorgaben oder Regeln werden ignoriert

3.5 Hilfreiche Strategien

Hilfreiche Strategien wurden auf einer Kopiervorlage auf Seite 28 zusammengestellt. Die hilfreichen Strategien sollten zu Beginn einer Gruppen- oder Einzeltherapie von der/dem Neuropsycholog*in vorgestellt und erläutert werden. In Abhängigkeit von dem beobachteten Verhalten können relevante Strategien anhand von Beispielen ausführlicher demonstriert werden.
Die Kopiervorlage „Hilfreiche Strategien“ kann nach der Vorstellung und Erläuterung der/dem Patient*in ausgehändigt werden. Sie sollen bei der Aufgabenbearbeitung zum Nachlesen auf dem Arbeitstisch liegen. Dabei sollten diejenigen Strategien, die sich in der Verhaltensbeobachtung für die/den Patient*in als relevant herausgestellt haben, gesondert markiert werden.

HILFREICHE STRATEGIEN

(Kopiervorlage für die Patient*innen)

- Versuchen Sie zunächst, alle *relevanten Details* im Text zu markieren und die nicht relevanten zu ignorieren.

- Unterscheiden Sie *feste Termine*, die nur zu einer bestimmten Zeit wahrgenommen werden können, und *variable* Termine, die an keine feste Zeit gebunden sind.

- Beginnen Sie die Planung mit den festen Terminen und gruppieren Sie die variablen drumherum.

- Die variablen Termine sind weiter zu unterscheiden in solche, für die es *keinerlei Zeitbeschränkung* gibt, solche, die in einem *vorgegebenen Zeitraum* absolviert werden müssen und solche, deren Vergabe von einem *anderen Termin oder einer anderen Person abhängt.*

- Bei der Vergabe der *variablen Termine* beginnen Sie immer mit den von anderen Terminen oder Personen abhängigen, dann fahren Sie mit den Terminen fort, für die ein Zeitraum vorgegeben ist, und zum Schluss verteilen Sie die völlig variablen Termine in die noch verbleibenden Zeitfenster.

- Beginnen Sie mit den *zeitlich früheren Terminen.* Es ist in der Regel nicht hilfreich, die Termine entsprechend ihres Erscheinens im Text abzuarbeiten.

- Verlangt die Aufgabe die Beachtung von Wegezeiten, fertigen Sie der Übersichtlichkeit halber eine *kleine Skizze* an, aus der Orte und Entfernungen und die notwendigen Wegezeiten ersichtlich sind.

- Wenn Sie feststellen, dass die Aufgabe nicht lösbar zu sein scheint, scheuen Sie sich nicht, einen *eingeschlagenen Lösungsweg zu verwerfen.* Damit ersparen Sie sich häufig überflüssige Arbeit.

- Sollte der eingeschlagene Weg sich als falsch erweisen, beginnen Sie vollständig neu mit der Bearbeitung der Aufgabe. Hierbei ist es in der Regel hilfreich, sich den Aufgabentext noch einmal ganz genau anzusehen. Häufig wurde nur eine kleine Information übersehen.

Literatur

Baddeley, A. (1986). *Working memory*. Oxford: Oxford University Press.

Barnes, J. J., Dean, A. J., Nandam, L. S., O'Connell, R. G., & Bellgrove, M. A. (2011). The molecular genetics of executive function: role of monoamine system genes. *Biological Psychiatry, 69,* 127–143.

Bechara, A., Damasio, H., Tranel, D. & Damasio, A. R. (2005). The Iowa Gambling Task and the somatic marker hypothesis: some questions and answers. *Trends in Cognitive Science, 9,* 159-62.

Burgess, P. W. (2004). Theory and methodology in executive function research. *Methodology of frontal and executive function* (pp. 87–121), Routledge.

Burgess, P. W., Veitch, E., de Lacy Costello, A. & Shallice, T. (2000). The cognitive and neuroanatomical correlates of multitasking. *Neuropsychologia, 38,* 848–863.

Chan, R. C., Shum, D., Toulopoulou, T. & Chen, E. Y. (2008). Assessment of executive functions: review of instruments and identification of critical issues. *Archives of Clinical Neuropsychology, 23,* 201–216.

Chung, H. J., Weyandt, L. L. & Swentosky, A. (2014). The physiology of executive functioning. In: S. Goldstein, J. A. Naglieri, Handbook of executive functioning, Springer, 13–27.

Collette, F., Hogge, M., Salmon, E. & Van der Linden, M. (2006). Exploration of the neural substrates of executive functioning by functional neuroimaging. *Neuroscience, 139,* 209–221.

Damasio, A., Tranel, D.C. & Damasio, H.C. (1991). Somatic Markers and the Guidance of Behavior: Theory and Preliminary Testing. In: H. S. Levin, H. M. Eisenberg, A. L. Benton (Eds.), Frontal Lobe Function and Dysfunction, New York, Oxford: Oxford University Press, 217–229.

Dawson, D. R., Binns, M. A., Hunt, A., Lemsky, C. & Polatajko, H. J. (2013). Occupation-based strategy training for adults with traumatic brain injury: a pilot study. *Archives of Physical Medicine and Rehabilitation, 94,* 1959–1963.

Deutsches Institut für Medizinische Dokumentation und Information (DIMDI) im Auftrag des Bundesministeriums für Gesundheit (BMG), (2019). ICD-10-GM Version 2020, *Systematisches Verzeichnis, Internationale statistische Klassifikation der Krankheiten und verwandter Gesundheitsprobleme, 10. Revision,* Köln.

Duncan, J. (1986). Disorganisation of behaviour after frontal lobes damage. *Cognitive Neuropsychology, 3,* 271–290.

Duncan, J., Emslie, H., Williams, P. et al., Johnson, R. & Freer, C. (1996). Intelligence and the frontal lobe: the organization of goal-directed behavior. *Cognitive Psychology, 30,* 257–303.

Emmanouel, A., Kontrafouri, E., Nikolaos, P., Kessels & R., Fasotti, L. (2018). Incorporation of a working memory strategy in GMT to facilitate serial-order behaviour in brain-injured patients. *Neuropsychological Rehabilitation, 30,* 888–914.

Ertas, F., Aust, J., Lorenz, T., Schiering, I., Brunner, K. & Müller, S. V. (2021). Der Einsatz der RehaGoal App durch Menschen mit einer intellektuellen Beeinträchtigung bei der Arbeit zu Hause während der Corona-Pandemie. *Zeitschrift für Neuropsychologie, 32,* 13–23.

Ertas-Spantgar, F., Korabova, S., Gabel, A., Schiering, I. & Müller, S. V. (2022). Guiding patients with traumatic brain injury through the instrumental activities of daily living with the RehaGoal App: a feasibility study. *Disability and Rehabilitation: Assistive Technology.*

Fassotti, L., Kovacs, F., Eling, P. T. A. M. & Brouwer, W. H. (2000). Time pressure manage-ment as a compensatory strategy training after closed head injury. *Neuropsychological Rehabilitation, 10,* 47–65.

Fernandez Lopez, R. & Antoli, A. (2020). Computer-based cognitive interventions in acquired brain injury: A systematic review and meta-analysis of randomized controlled trials. PLOS ONE 15 (7): e0235510.

Finauer, G. (Hrsg.) (2019). *Therapiemanuale für die neuropsychologische Rehabilitation.* Berlin, Heidelberg: Springer.

Fride, Y., Adamit, T., Maeir, A., Ben Assayag, E., Bornstein, N. M., Korczyn, A. D. & Katz, N. (2015). What are the correlates of cognition and participation to return to work after first ever mild stroke? *Topics in Stroke Rehabilitation, 22,* 317–325.

Godefroy, O., Martinaud, O., Narme, P., Joseph, P.-A., Mosca, C., Lhommée, E., Meulemans, T., Czernecki, V., Bertola, C. & Labauge, P. (2018). Dysexecutive disorders and their diagnosis: A position paper. *Cortex, 109,* 322–335.

Halleland, H. B., Haavik, J. & Lundervold, A. J. (2012). Set-shifting in adults with ADHD. *Journal of the International Neuropsychological Society, 18,* 728–37.

Harth, S., Münte, T. F. & Müller, S. V. (2005). Wie wirksam ist kognitive Gruppentherapie bei exekutiver Dysfunktion? *Neurologie & Rehabilitation, 11,* 279–288.

Heuer H. (2017). Exekutive Funktion. In: Wirtz MA, Hrsg. *Dorsch – Lexikon der Psychologie.* 18. Aufl. Bern: Hogrefe, 538.

Holopainen, A., de Veld, D. M. J., Hoddenbach, E. & Begeer, S. (2019). Does Theory of Mind Training Enhance Empathy in Autism? *Journal of Autism and Developmental Disorders, 49,* 3965–3972.

Jamieson, M., Monastra, M., Gillies, G., Manolov, R., Cullen, B., McGee-Lennon, M., Brewster, S. & Evans, J. (2019) The use of a smartwatch as a prompting device for people with acquired brain injury: a single case experimental design study. *Neuropsychological Rehabilitation, 29*, 513–533.

Kohleis, K., Ihle, W., Müller, S. V. & Storck, M. (2011). Zielsetzungstraining im Kontext der kognitiven Rehabilitation adoleszenter SHT-Patienten – Ergebnisse einer Pilotstudie. *Neurologie & Rehabilitation, 2*, 71–79.

Kopp, B., Tabeling, S., Moschner, C. & Wessel, K. (2008). Kognitive Hirnleistungen des präfrontalen Kortex: Neurowissenschaft und Klinik. *Nervenarzt, 79*, 143–52.

Krasny-Pacini, A., Chevignard, M. & Evans, J. (2014). Goal Management Training for rehabilitation of executive functions: a systematic review of effectiveness in patients with acquired brain injury. *Disability and Rehabilitation, 36*, 105–116.

Lesniak, M., Bak, T., Czepiel, W., Seniow, J. & Czlonkowska, A. (2008). Frequency and prognostic value of cognitive disorders in stroke patients. *Dementia and Geriatric Cognitive Disorders, 26*, 356–363.

Levine, B., Manly, T. & Robertson, I.H. (2009). *Goal Management Training Workbook*. Baycrest Centre for Geriatic Care.

Levine, B., Schweizer, T. A., O'Connor, C., Turner, G., Gillingham, S., Stuss, D. T., Manly, T. & Robertson, I. H. (2011). Rehabilitation of executive functioning in patients with frontal lobe brain damage with goal management training. *Frontiers in Human Neuroscience*, 17, 5–9.

Levine, B., Stuss, D. T., Winocur, G., Binns, M. A., Fahy, L., Mandic, M., Bridges, K. & Robertson, I. H. (2007). Cognitive rehabilitation in the elderly: effects on strategic behavior in relation to goal management. *Journal of the International Neuropsychological Society, 13*, 143–152.

Lubitz, A. F., Niedeggen, M. (Hrsg.) (2018). *Screeningverfahren für Exekutivfunktionen (SEF).* Göttingen: Hogrefe.

Menzel-Begemann, A. (2011*). Organisation und Planung eines Ausflugs (OPA).* Göttingen: Hogrefe.

Miller, G. A., Galanter, E. & Pribram, K. H. (1960). Plans in the Structure of behaviour. New York: Holt, Rinehard & Winston.

Müller, S.V., Ertas, F., Gabel, A. & Schiering, I. (2023). Mit der RehaGoal App durch komplexe Aufgaben gelotst – Einsatzmöglichkeiten und Erfahrungen. *Neurologie & Rehabilitation, 1*, 35–41.

Müller, S.V. & Klein, T. A. (2023a). Diagnostik und Therapie exekutiver Dysfunktionen im Rahmen neurologischer Erkrankungen. In: P. Frommelt, A. Thöne-Otto & H. Grötzbach (Hrsg.), Neurorehabilitation, Heidelberg: Springer.

Müller, S.V. & Klein, T. A. (2023b). Exekutive Dysfunktion. In: T. Teismann, P. Thoma, S. Taubner, A. Wannemüller & K. von Sydow (Hrsg.), Master Klinische Psychologie und Psychotherapie: Ein Lehr- und Lernbuch, Göttingen: Hogrefe.

Müller, S.V. & Klein, T. A. (2020). Kurzfassung der S2e-Leitlinie „Diagnostik und Therapie von exekutiven Dysfunktionen bei neurologischen Erkrankungen“ (AWMF-030/125). Zeitschrift für Neuropsychologie, 31, 135–148.

Müller, S.V., Klein, T., Benke, T., Bohlhalter, S., Hildebrandt, H., Meiling, C. et al. (2020). Diagnostik und Therapie von exekutiven Dysfunktionen bei neurologischen Erkrankungen. S2e-Leitlinie. Deutsche Gesellschaft für Neurologie, Leitlinien für Diagnostik und Therapie in der Neurologie, www.dgn.org/leitlinien und https://www.awmf.org/leitlinien/detail/ll/030-125.html, Zugegriffen: 17. Februar 2021.

Müller, S.V., Ertas F, Aust J., Gabel, A. & Schiering, I. (2019). Kann eine mobile Anwendung helfen abzuwaschen? *Zeitschrift für Neuropsychologie, 30*, 123–131.

Müller, S.V. (2016). Therapiemöglichkeiten bei exekutiver Dysfunktion. *Fortschritte in Neurologie und Psychiatrie, 84*, 542–549.

Müller, S.V. (2013). Störungen der Exekutivfunktionen. Göttingen: Hogrefe Verlag.

Müller, S.V. (2009). Störungen der Exekutivfunktionen – wenn die Handlungsplanung zum Problem wird. Idstein: Schulz-Kirchner Verlag.

Müller, S.V., Specht, A., Klaue, U. & Schulz, P. (2007). Neuropsychologie in der beruflichen Rehabilitation: ein neues Interventionsfeld? *Die Rehabilitation*, 46, 93–101.

Müller, S.V., Harth, S., Hildebrandt, H. & Münte T. F. (2006). Evidenzbasierte Therapie bei Störungen exekutiver Dysfunktion. *Fortschritte in Neurologie und Psychiatrie, 73*, 1–9.

Müller, S.V., Hildebrandt, H. & Münte, T. F. (2004). Kognitive Therapie bei Störungen der Exekutivfunktionen – Therapiematerialien. Göttingen: Hogrefe.

Norman, D.A. & Shallice, T. (1980). Attention to action: Willed and automatic control of behaviour. University of California: CHIP Report.

Ownsworth, T. & McKenna, K. (2004). Investigation of factors related to employment outcome following traumatic brain injury: a critical review and conceptual model. *Disability and Rehabilitation, 26*, 765–783.

Prigatano, G.P., Fischer, S. & Küst, J. (Hrsg.) (2013). Neuropsychologische Rehabilitation. Berlin: Springer.

Salcedo-Marin, M. D., Moreno-Granados, J. M., Ruiz-Veguilla, M. & Ferrin, M. (2013). Evaluation of Planning Dysfunction in Attention Deficit Hyperactivity Disorder and Autistic Spectrum Disorders Using the Zoo Map Task. *Child Psychiatry & Human Development*, 44, 166–185.

Schellig, D., Drechsler, R., Heinemann, D. & Sturm, W. (Hrsg.) (2009). Handbuch Neuropsychologischer Testverfahren, Aufmerksamkeit, Gedächtnis und exekutive Funktionen. Göttingen Hogrefe.

Shallice, T. (1982). Specific impairments of planning. *Philosophical Transactions of the Royal Society B: Biological Sciences*, *298*, 199–209.

Sigurdardottir, S., Andelic, N., Wehling, E., Anke, A., Skandsen, T., Holthe, O.O., Manskow, U.S. & Roe, C. (2020). Return to work after severe traumatic brain injury: a national study with a one-year follow-up of neurocognitive and behavioural outcomes. *Neuropsychological Rehabilitation*, *30*, 281–297.

Smith, E.E. & Jonides, J. (1999). Storage and executive processes in the frontal lobes. *Science*, *283*, 1657–1661.

Stanton, B.R. & Carson, A. (2016). Apathy: a practical guide for neurologists. *Practical Neurology*, *16*, 42–47.

Stubberud, J., Langenbahn, D., Levine, B., Stanghelle, J. & Schanke, A.K. (2014). Goal Management Training improves everyday executive functioning for persons with spina bifida: self-and informant reports six months post-training. *Neuropsychological Rehabilitation*, *24*, 26–60.

Stuss, D. T. & Alexander, M. P. (2007). Is there a dysexecutive syndrome? *Philosophical Transactions of the Royal Society B: Biological Sciences*, *362*, 901–915.

Stuss, D. T. (2006). Frontal lobes and attention: processes and networks, fractionation and integration. *Journal of the International Neuropsychological Society*, *12*, 261–271.

Thöne-Otto, A., Schellhorn, A., Wenz, C., Hrsg. (2018). Persönlichkeits- und Verhaltensstörung nach Hirnschädigung. Fortschritte der Neuropsychologie. Vol. 18. Göttingen: Hogrefe.

Tucha, O. & Lange, K.W. (2004). *Turm von London – Deutsche Version*. Göttingen: Hogrefe.

Aufgaben zum planerischen Denken

Planungsaufgaben Schwierigkeitsgrad 1

Instruktion:

Auf den Arbeitsblättern werden Ihnen Textaufgaben mit einigen Fragen dazu präsentiert. Bitte lesen Sie den Text aufmerksam durch und beantworten Sie die Fragen sorgfältig.

Lesen Sie bitte die gesamte Aufgabe durch. Markieren Sie anschließend die relevanten Informationen. Erst dann beantworten Sie die Fragen.

Schwierigkeitsgrad 1

Aufgabe 1

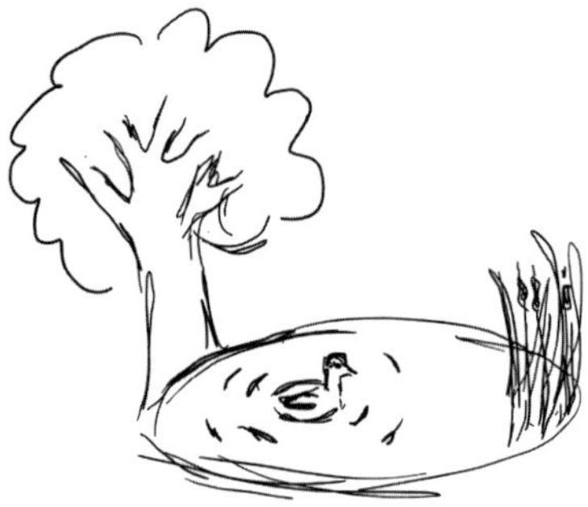

Der Spaziergang am See

Herr García geht an einem See spazieren. Dort sieht er 2 Schwäne und 5 Enten. Im See zählt er 10 Fische, die dicht unter der Oberfläche schwimmen und über dem Wasser fliegen 3 Libellen. Auf der Wiese vor dem See sitzen 7 Enten und 4 Schwäne. Er kann im Schilf 3 weitere Libellen sehen.

- Welche Tierarten kann er am See entdecken?
- Wie viele Enten beobachtet Herr García?
- Wie viele Tiere sieht Herr García insgesamt?

Schwierigkeitsgrad 1

Aufgabe 2

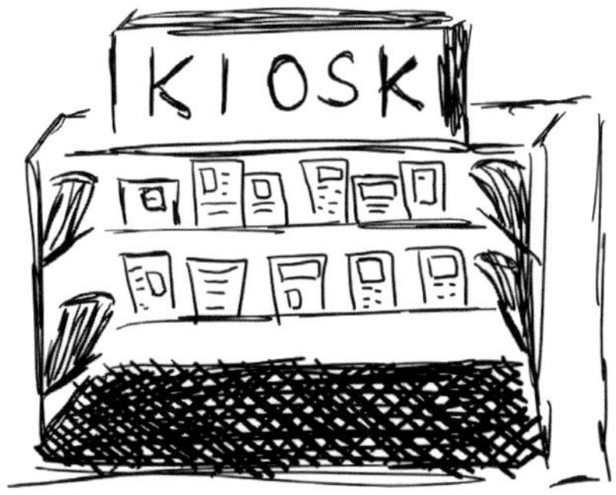

Am Kiosk

Sie arbeiten in einem Kiosk. Dort kaufen viele Leute Zeitschriften, Zeitungen und Bücher. So auch Frau Fischer, die eine Zeitung für 2,70€ und zwei Zeitschriften für je 4,20€ kauft. Anschließend kauft Herr Wolf ein Buch für 10,50€ und drei Zeitschriften für je 3,50€. Frau Jankowski kauft eine Zeitung zum Preis von 3,10€, eine zum Preis von 2,90€ und eine zum Preis von 3,80€.

- Wie viele Zeitungen verkaufen Sie insgesamt?
- Wie viele Zeitschriften verkaufen Sie?
- Wie viel Geld haben Sie insgesamt eingenommen?

Schwierigkeitsgrad 1

Aufgabe 3

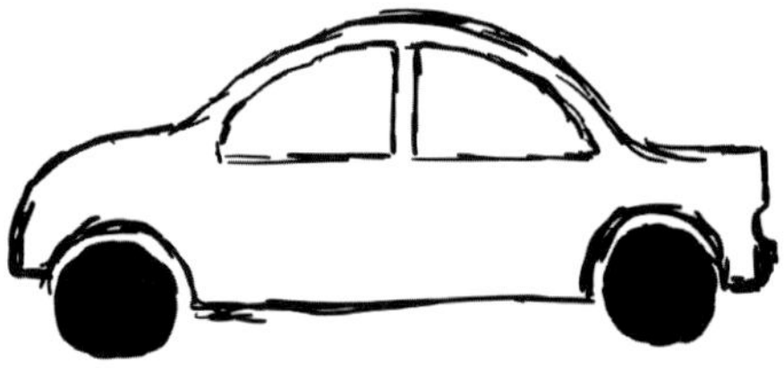

Ein neues Auto

Sie haben sich ein neues Auto gekauft. Dafür benötigen Sie eine Kfz-Haftpflichtversicherung, die grundlegend 250,00 € im Jahr kostet. Wenn eine Teilkaskoversicherung dazu kommt, steigt diese auf 340,00 € und bei einer Vollkaskoversicherung auf 565,00 €. Wenn Sie das Auto bei der Kfz-Behörde zulassen, zahlen Sie 27,60 € Verwaltungsgebühr. Wenn Sie ein Kennzeichen Ihrer Wahl haben möchten, dann müssten sie 10,20 € zusätzlich bezahlen. Am nächsten Tag kommt ein Brief vom Finanzamt, mit der Forderung von 267,00 € Kfz-Steuer jährlich.

- Was kommt bei der preisgünstigsten Variante mit Teilkaskoversicherung an Gesamtkosten auf sie zu?
- Welche Kosten fallen insgesamt für Ihr neues Auto an, wenn Sie sich für eine Vollkaskoversicherung entscheiden und ein Kennzeichen ihrer Wahl aussuchen möchten?

Schwierigkeitsgrad 1

Aufgabe 4

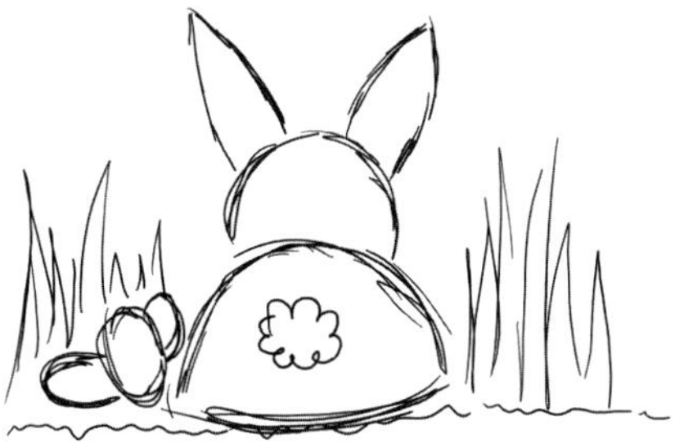

Die Ostergeschenke

Ostern steht vor der Tür. Heute wollen Sie Ostergeschenke einkaufen. Für Ihre beiden Kinder wollen Sie jeweils 70,00 € ausgeben, für Ihren Partner oder Ihre Partnerin 90,00 €. Etwas Kleines für 15,00 € möchten Sie der Nachbarin schenken. Für Ihre Eltern soll ein Geschenk zusammen ca. 80,00 € kosten. Plötzlich bemerken Sie, dass Sie nur noch 100,00 € Bargeld dabeihaben. Sie machen sich auf den Weg zur Bank und wollen dort so viel Geld abheben, wie Sie für die Geschenke benötigen.

- Wie viel Geld planen Sie für Ostergeschenke insgesamt auszugeben?
- Wie viel Geld müssen Sie am Geldautomaten abheben, sodass Sie alle Geschenke bar bezahlen können?

Schwierigkeitsgrad 1

Aufgabe 5

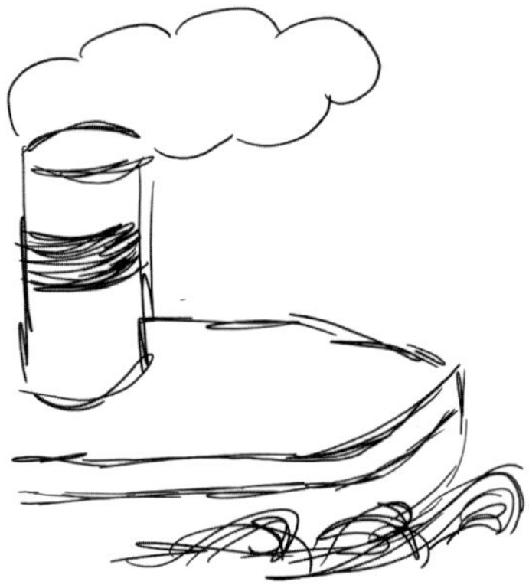

Auf dem Frachtschiff

Die Crew von einem Frachtschiff fährt wöchentlich 3-mal die Strecke zwischen Hamburg und Oslo. Eine Hin- und Rücktour ist insgesamt 900 km lang.

- Wie viele Kilometer fährt die Crew in einer Woche?

In dem 100m langen Frachtschiff können maximal 3.800 Container transportiert werden.

- Wie viele Container kann das Frachtschiff bei 4 Fahrten höchstens transportieren?

Die Crew besteht aus 13 Personen. In einer Stunde legt das Schiff 50 km zurück.

- Wie lange fährt der Frachter von Hamburg nach Oslo?

Aufgabe 6

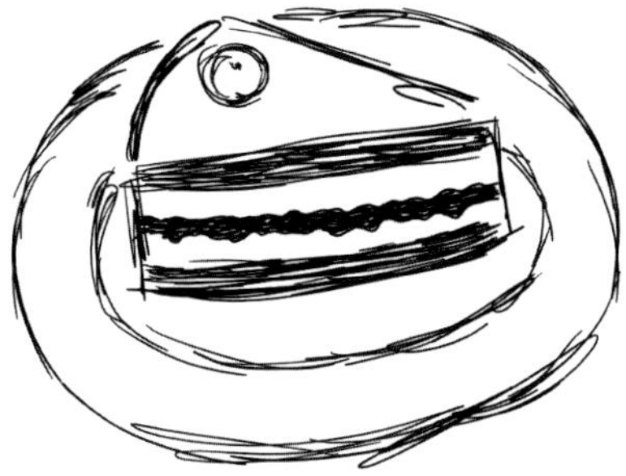

Kuchen backen

Sie möchten gerne Marmorkuchen backen. Dazu benötigen Sie 250g Mehl, 200g Zucker, 250g Butter, 3 TL Backpulver, 1 Päckchen Vanillezucker, 5 Eier, 1 Prise Salz, 2 EL Backkakao und 50ml Milch. Unter die Hälfte des Teiges heben Sie den Kakao.

Das Rezept ist für 8 Personen. Sie möchten den Marmorkuchen gerne für Ihre Kolleg*innen auf Ihrer Arbeit backen, da Sie Ihre 10-jährige Betriebszugehörigkeit feiern. In Ihrer Abteilung gibt es 11 Personen, daher müssen Sie die doppelte Menge verwenden.

- Wie groß sind die benötigen Mengen?

Schwierigkeitsgrad 1

Aufgabe 7

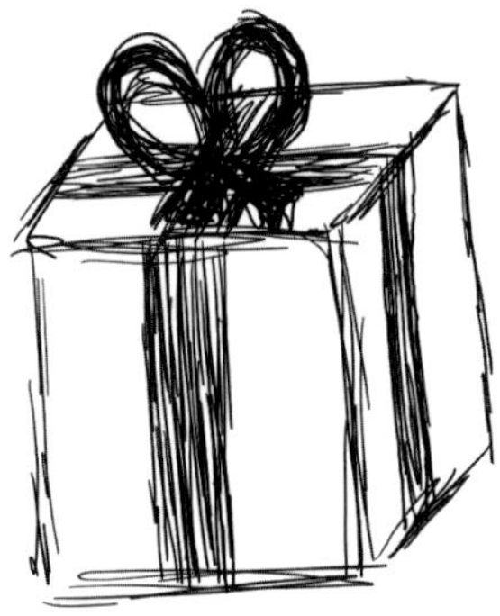

Das Geburtstagsgeschenk

Die Oma von Lena hat Geburtstag. Lena möchte ihrer Oma Blumen und einen Besuch in der Oper schenken. Die Oma mag am liebsten Sukkulenten. Eine Sukkulente kostet 17,00 €. Eine Karte für die Oper kostet 37,00 €. Da ihre Oma nicht allein ins Theater gehen möchte, kauft Lena zusätzlich eine Karte für sich selbst. Lena ist bereit 50,00 € auszugeben. Ihre Mutter hat ihr zugesichert 20,00 € dazuzugeben.

- Wie viel Geld würde sie insgesamt ausgeben?
- Wie viel muss Lena von ihrem Geld zuzahlen? Kommt sie mit dem geplanten Budget hin?

Schwierigkeitsgrad 1

Aufgabe 8

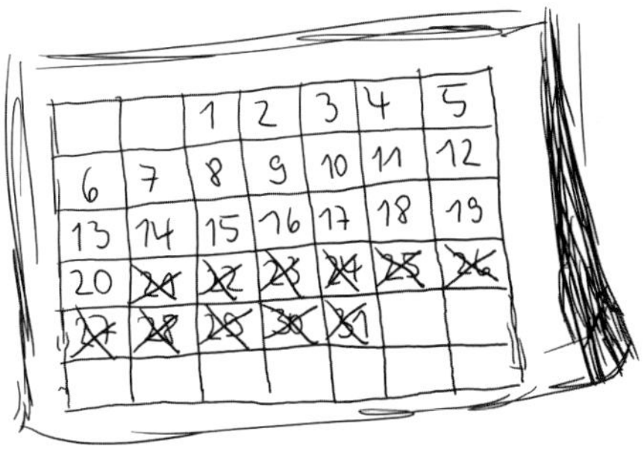

Ferien in der Türkei

Die Sommerferien beginnen bald und die Familie Yilmaz möchte verreisen. Die Familie besteht aus Frau Yilmaz, Herrn Yilmaz und ihren beiden Kindern Leyla und Kemal. Die Ferien der Kinder beginnen am 14. Juli und enden am 24. August. Herr Yilmaz hat in der Zeit vom 18. Juli bis 07. August Urlaub genommen. Die Kinder wünschen sich, den Urlaub bei der Familie in der Türkei zu verbringen. In der Zeit vom 21. Juli bis 04. August wäre ein Ferienhaus für 1.350,00 € oder ein Hotelzimmer für 1.500,00 € in der Nähe des Wohnortes der Familie frei. Die Familie hat 1.500,00 € zur Verfügung. Frau und Herr Yilmaz wollen sich vor und nach dem Urlaub jeweils einen Tag frei nehmen, um sich von der An- und Abreise zu erholen.

- Wann muss Frau Yilmaz Urlaub nehmen?
- Für welches Angebot würden sich die Eltern entscheiden, wenn noch 150,00 € für einen größeren Ausflug übrigbleiben sollen?

Schwierigkeitsgrad 1

Aufgabe 9

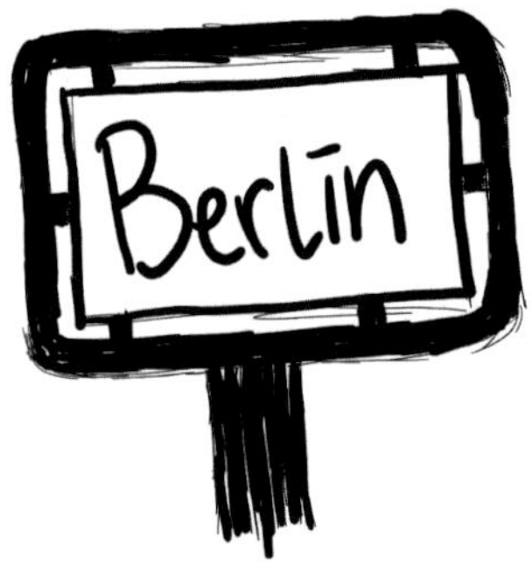

Ein Ausflug nach Berlin

Frau Nida möchte gerne am Wochenende nach Berlin an den Wannsee fahren. Sie hat kein Auto und wird deswegen mit der Bahn fahren. Sie wohnt in Braunschweig und kann innerhalb von 15 Minuten zum Hauptbahnhof gehen. Von dort aus kann sie über Magdeburg direkt zur Haltestelle Berlin-Wannsee fahren. Dafür benötigt sie 2 Stunden und 20 Minuten. Von Berlin-Wannsee aus fährt sie mit der S-Bahn 2 Minuten zur Haltestelle Nikolassee. Von dort aus geht sie 16 Minuten zu Fuß und kommt dann beim Strandbad Wannsee an.

- Wann kommt Frau Nida am Wannsee an, wenn sie sich um 9:00 Uhr auf den Weg macht?

- Wie lang ist die Reisezeit für beide Strecken?

Schwierigkeitsgrad 1

Aufgabe 10

Die Fliesenlegerin

Frau Forbes arbeitet als Fliesenlegerin. Ihr Arbeitstag beginnt um 7:30 Uhr. Sie muss einige Kund*innen besuchen, um Kostenvoranschläge zu machen. Dafür sind pro Haushalt 45 Minuten eingeplant. Danach plant sie jeweils 15 Minuten ein, um zum nächsten Termin zu fahren.

Familie Weber möchte sich die Küche neu fliesen lassen. Hier ist es nötig, früh da zu sein, denn um 8:30 Uhr muss Frau Weber das Haus verlassen. Bei Herrn Cocci soll der gesamte Keller neu gefliest werden. Frau Forbes soll nicht vor 8:30 Uhr dort sein. Frau Specht braucht neue Fliesen im Gästebad und wünscht, dass Frau Forbes nach 10:30 Uhr bei ihr ist. Bei der Familie Hájek soll der Hauswirtschaftsraum einen neuen Fliesenboden bekommen. Hier muss Frau Forbes bis 11:00 Uhr dagewesen sein.

- Wie muss Frau Forbes die Termine planen, um die Zeit optimal zu nutzen?

Lösungen

Schwierigkeitsgrad 1

Schwierigkeitsgrad 1 – Aufgabe 1: Der Spaziergang am See

Er sieht:

- Tierarten: Schwäne, Enten, Fische, Libellen
- 12 Enten
- Insgesamt: 34 Tiere

Schwierigkeitsgrad 1 – Aufgabe 2: Am Kiosk

Sie verkaufen 4 Zeitungen und 5 Zeitschriften.

Insgesamt nehmen Sie 41,90 € ein.

Schwierigkeitsgrad 1 – Aufgabe 3: Ein neues Auto

Folgende Kosten kommen auf Sie zu:

Kosten/Variante	Variante a) mit Teilkaskoversicherung (preiswerte Version)	Variante b) mit Vollkaskoversicherung und Kennzeichen der eigenen Wahl (teure Version)
Versicherungsschutz	340,00 €	565,00 €
Bearbeitungsgebühr	27,60 €	27,60 €
Nummernschild	–	10,20 €
Steuern	267,00 €	267,00 €
Summe	634,60 €	869,80 €

Schwierigkeitsgrad 1 – Aufgabe 4: Die Ostergeschenke

Sie geben für alle Ostergeschenke aus:

70,00 € + 70,00€ + 90,00 € + 15,00 € + 80,00 € = 325,00 €

225,00 € sind noch bei der Bank abzuheben (325,00 € – 100,00 € = 225,00 €).

Schwierigkeitsgrad 1 – Aufgabe 5: Auf dem Frachtschiff

In einer Woche fährt die Crew 2.700 km. (900 km x 3 = 2.700 km)

Bei 4 Fahrten kann das Schiff maximal 15.200 Container transportieren. (4 x 3.800 = 15.200)

Der Frachter fährt ohne Pause eine Strecke in 9 Stunden. (900 [Hin- und Rückfahrt]: 2 = 450 [einfache Strecke]; 450 : 50 = 9)

Schwierigkeitsgrad 1 – Aufgabe 6: Marmorkuchen backen

Sie benötigen: 500g Mehl, 400g Zucker, 500g Butter, 6 TL Backpulver, 2 Päckchen Vanillezucker, 10 Eier, 2 Prisen Salz, 4 EL Backkakao, 100ml Milch

Schwierigkeitsgrad 1 – Aufgabe 7: Das Geburtstagsgeschenk

Sie gibt insgesamt 91,00€ aus. (17,00€ + 37,00€ + 37,00€ = 91,00€)

Von ihrem eigenen Geld muss sie 71,00€ ausgeben. (91,00€ - 20,00€ = 71,00€)
Mit dem geplanten Budget kommt Lena nicht hin.

Schwierigkeitsgrad 1 – Aufgabe 8: Ferien in der Türkei

Frau Yilmaz muss ab dem 20. Juli bis zum 05. August Urlaub nehmen.

Wenn noch 150,00€ übrigbleiben sollen, dann muss sich die Familie für das Angebot im Ferienhaus entscheiden.

Schwierigkeitsgrad 1 – Aufgabe 9: Ein Ausflug nach Berlin

Frau Nida kommt zu 12:00 Uhr am See an. (9:00 Uhr – 9:15 Uhr zum Bahnhof; 9:15 Uhr – 11:35 Uhr nach Berlin; 11:35 Uhr – 11:37 Uhr zur Haltestelle Wannsee; 11:37 Uhr – 11:53 Uhr Ankunft im Strandbad Wannsee)

Insgesamt ist sie **5 Stunden 46 Minuten** unterwegs. (15 Minuten + 2 Stunden 20 Minuten + 2 Minuten + 16 Minuten = 2 Stunden 53 Minuten; 2 Stunden 53 Minuten x 2 = 5 Stunden 46 Minuten)

Schwierigkeitsgrad 1 – Aufgabe 10: Die Fliesenlegerin

Fahrtzeit	Familie	Beratungszeit
7:30 Uhr – 7:45 Uhr	Familie Weber	7:45 Uhr – 8:30 Uhr
8:30 Uhr – 8:45 Uhr	Herr Cocci	8:45 Uhr – 9:30 Uhr
9:30 Uhr – 9:45 Uhr	Familie Hájek	9:45 Uhr – 10:30 Uhr
10:30 Uhr – 10:45 Uhr	Frau Specht	10:45 Uhr – 11:30 Uhr

Aufgaben zum planerischen Denken

Planungsaufgaben Schwierigkeitsgrad 2

Instruktion:

Auf den Arbeitsblättern werden Ihnen Textaufgaben mit einigen Fragen dazu präsentiert. Bitte lesen Sie den Text aufmerksam durch und beantworten Sie die Fragen sorgfältig.

Bei einigen Aufgaben wird eine Tabelle als Strukturierungshilfe vorgegeben. Bitte nutzen Sie diese nach Möglichkeit. Sie soll Ihnen helfen die wesentlichen Informationen aus dem Text zu strukturieren.

Lesen Sie bitte zunächst die gesamte Aufgabe durch. Markieren Sie anschließend die relevanten Informationen im Text. Erst dann beantworten Sie die Fragen

Schwierigkeitsgrad 2

Aufgabe 1

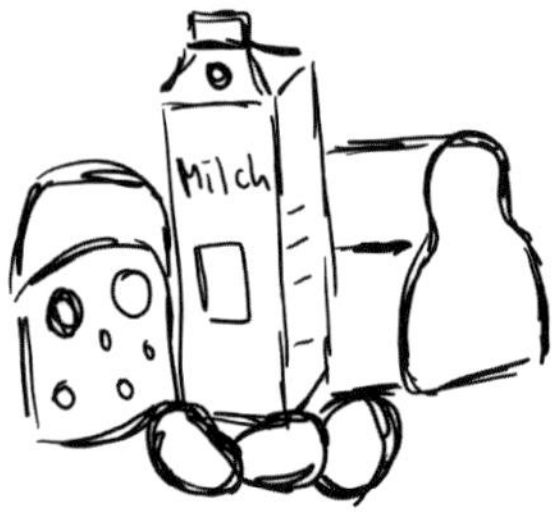

Der wöchentliche Lebensmittelverbrauch

Familie Georgiou leitet einen Gastronomiebetrieb und möchte gerne wissen, welche Menge an Lebensmitteln der Betrieb in einer Woche verbraucht. Dafür hat sie eine Liste der benötigen Lebensmittel pro Woche erstellt:

14 l	Milch	21 kg	Kartoffeln
21	Eier	4.200 g	Mehl
3.500 g	Brot	7 kg	Obst
1.400 g	Käse	7.700 g	Fleisch
14 kg	Gemüse	2.1 l	Öl
49	Brötchen	4.200 g	Reis

(1 Jahr hat 52 Wochen)

- Wie viel braucht der Gastronomiebetrieb an einem Tag?
- Wie viel braucht der Gastronomiebetrieb in einem Jahr?

Lebensmittel	**Pro Tag (:7)**	**Pro Woche**	**Pro Jahr (× 52)**
Milch			
Eier			
Brot			
Käse			
Gemüse			
Brötchen			
Kartoffeln			
Mehl			
Obst			
Fleisch			
Öl			
Reis			

Schwierigkeitsgrad 2

Aufgabe 2

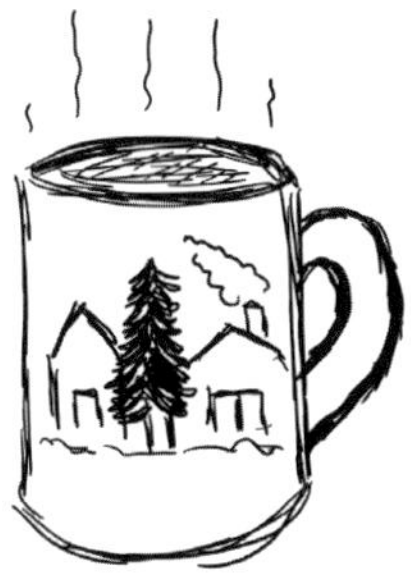

Zahltag im Glühweinstand

Sie haben einen Glühweinstand auf dem Weihnachtsmarkt Ihrer Stadt. Heute ist Zahltag und Sie wollen Ihren Mitarbeiter*innen den Lohn in bar auszahlen. Um die Lohntüten für die Mitarbeiter*innen vorzubereiten möchten Sie die Geldscheine und Geldstücke so vorsortieren, so dass das Geld passend ausgezahlt wird und dabei möglichst wenig Scheine und Geldstücke benötigt werden.

Mitarbeitende:

Frau Pappas:	2.436,00 €	Frau Andersen:	2.148,00 €
Herr Kovalenko:	2.387,00 €	Herr Olsson:	1.952,00 €

Es stehen Ihnen zur Verfügung:

a) 500 € Scheine
b) 100 € Scheine
c) 50 € Scheine
d) 20 € Scheine
e) 10 € Scheine
f) 5 € Scheine
g) 1 € Münzen

Bitte notiere Sie, welche Anzahl an Geldscheinen und Münzen für jede/n Mitarbeiter*in benötigt wird:

	500 €	100 €	50 €	20 €	10 €	5 €	1 €
Frau Pappas (2.436 €)							
Herr Ovalenko (2.387 €)							
Frau Andersen (2.148 €)							
Herr Olsson (1.952 €)							
Gesamtsumme							

Schwierigkeitsgrad 2

Aufgabe 3

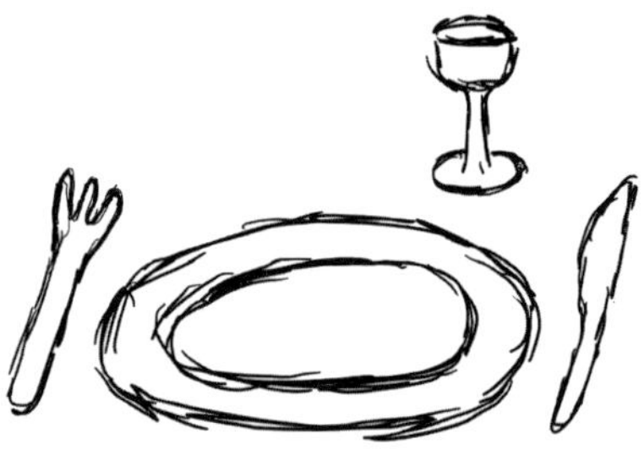

Das Abendessen mit Freund*innen

Sie haben ihre Freund*innen eingeladen und möchten gemeinsam etwas kochen. Sie haben 5 Personen zu Gast und wollen selbst auch mitessen. Das Rezept enthält folgende Einkaufsliste:

600 g Rindfleisch, 1,5 kg Kartoffeln, 500 g Paprika, 1 kg Bohnen, 500 g frische Möhren, Soßenbinder, 2 l Milch, 2 Dosen mit Erbsen

Folgende Zutaten haben Sie noch vorrätig im Haus:

600 g Kartoffeln, 300 g Bohnen, 0,4 l Milch, Soßenbinder, 1 Dose mit Erbsen

- Welche Zutaten müssen in welcher Menge eingekauft werden?

Vorrätig ist:	**Einkaufsliste**
600 g Kartoffeln	
300 g Bohnen	
0,4 l Milch	
Soßenbinder	
1 Dose Erbsen	

Aufgabe 4

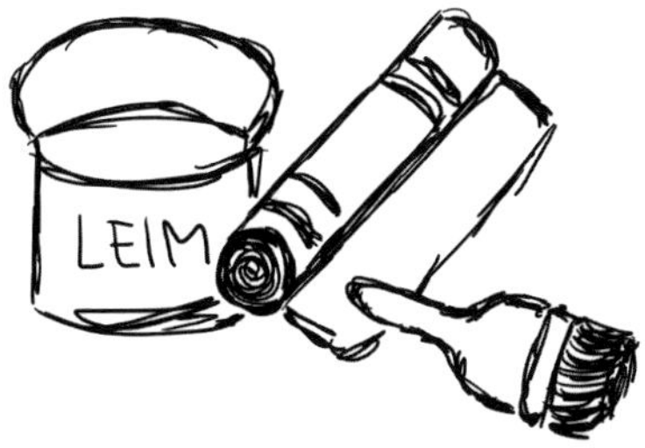

Neue Tapete für die Küche

Die Küche von Familie Neumann soll neu tapeziert werden. Von 4 Wänden ist eine gefliest und benötigt keine Tapete. Jede Wand ist 2,5 m hoch und 4 m breit. Für die Quadratmeteranzahl der 3 Wände wird Tapete benötigt. Eine Rolle Tapete kostet 20,00 € und reicht für 6 m^2. Um die Tapeten anzukleben sind 2 Packungen Tapetenkleister zu 9,00 € nötig. Zusätzlich wird noch eine Tapezierbürste für 7,00 € benötigt, ein Tapeziertisch für 70,00 € und 2 Packungen Tapetenlöser zu je 8,00 €.

Familie Neumann hat ein Budget von 250,00 € für die Küchenrenovierung eingeplant.

- Wie viele Quadratmeter müssen tapeziert werden?
- Wie viele Rollen Tapete werden benötigt? Wie viel kostet das?
- Wie viel Geld kostet die Küchenrenovierung insgesamt?
- Reicht das vorgesehene Geld aus?
    - Falls das geplante Budget nicht ausreicht, um welchen Betrag wird es überschritten?

Schwierigkeitsgrad 2

Aufgabe 5

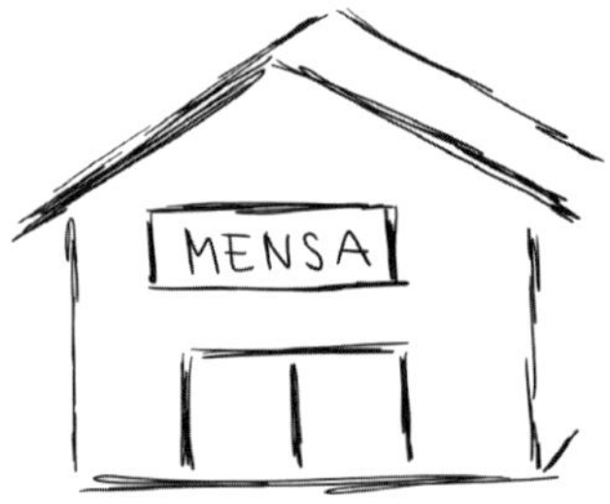

Mittag in der Kantine

Sie möchten gerne in der Mensa essen gehen. Sie haben 5,00 € zur Verfügung. Es gibt folgende Auswahl an Gerichten:

Hauptgang:

Putencurry mit Kichererbsen 2,50 €
Scharfes Gemüse mit Kokosmilch (vegan) 1,35 €
Schnitzel XXL 1,65 €
Gemüseschnitzel (vegan) 1,00 €

Beilagen:

Kartoffeln 0,80 €
Reis 0,70 €
Erbsen 0,70 €
Möhren 0,65 €
Schweinebratensauce 0,30 €
Tomatensoße (vegan) 0,35 €

Vor- oder Nachspeise:

Salat (vegan) 0,80 €
Schokopudding 0,80 €
Erdbeerquark 0,80 €
Früchte-Cocktail (vegan) 0,80 €

Bitte stellen Sie 3 mögliche Menüs zusammen. Achten Sie darauf, dass ein Menü immer aus drei Gängen besteht. Ein Menü soll vegan, ein weiteres soll leichte Kost (Reis und Kokos) und ein letztes soll ein Vollwertmenü sein. Rechnen Sie schließlich aus, wie viel Sie jeweils zahlen müssen.

	Menü 1 – vegan	**Menü 2 – leichte Kost**	**Menü 3 – Vollwert**
Hauptgericht			
Beilage			
Vor- oder Nachspeise			
Gesamt Preis			

Schwierigkeitsgrad 2

Aufgabe 6

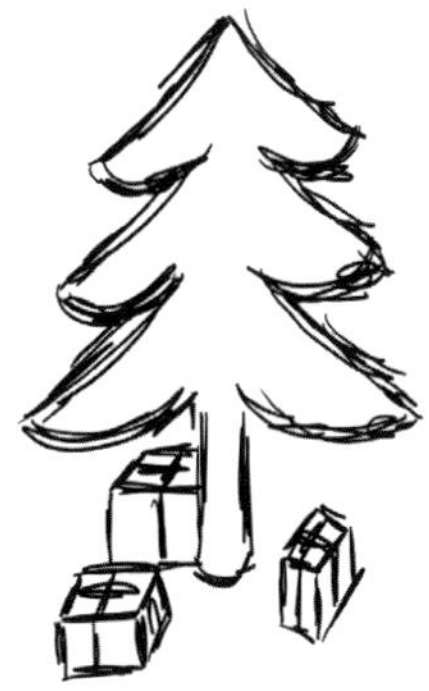

Weihnachtsgeschenke

Lucia hat von ihrem Taschengeld 90,00 € gespart. Sie möchte zu Weihnachten gerne ihren Angehörigen und ihrem besten Freund ein Geschenk machen. Ihr Papa soll eine Zimmerpflanze für 19,00 € bekommen. Ihre Mama bekommt ein Buch für 21,00 €. Für ihren kleinen Bruder hat sie ein Kuscheltier ausgesucht, welches 15,00 € kostet. Ihr bester Freund mag Harry Potter sehr gerne und soll eine Sammelfigur bekommen. Eine Sammelfigur soll 15,00 € kosten.

Lucia möchte von ihrem erspartem Geld 13,00 € übrigbehalten. Aktuell sind ihre Lieblingssüßigkeiten im Angebot, von denen sie sich eine Packung zum Preis von 4,00 € kaufen möchte.

- Wie viel Geld ist für die Geschenke an die Familie verplant?
- Wie viel Geld hat Lucia nach dem Kauf aller Geschenke und einer Packung ihrer Lieblingssüßigkeit noch zur Verfügung?
- Kann sie wie geplant 13,00 € übrig behalten?

Schwierigkeitsgrad 2

Aufgabe 7

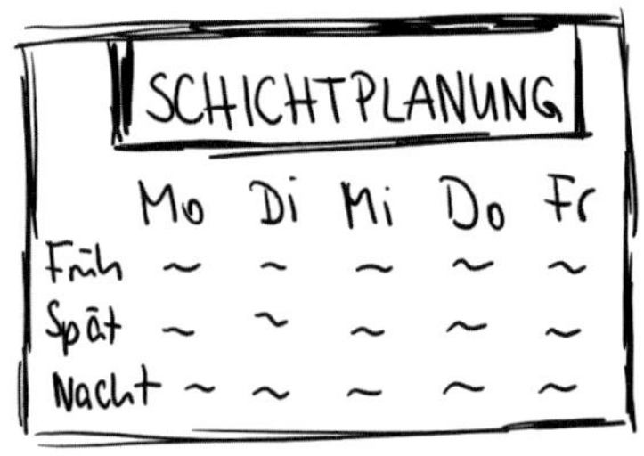

Schichtplanung für den Informationsschalter

In einer Versicherung soll der Dienstplan für die Besetzung des Informationsschalters für die kommende Woche erstellt werden. Der Informationsschalter muss immer besetzt sein, daher gibt es Früh-, Spät- und Nachtschichten. Jede Schicht muss durch ein/e Mitarbeiter*in besetzt sein. Weiterhin gilt die Regel, dass jede Mitarbeiter*in zwei unterschiedliche Schichten ableisten muss. Am Freitag gibt es keine Nachtschicht. Die Mitarbeiter*innen haben auch andere Verpflichtungen und können nur zu bestimmten Zeiten arbeiten. Bitte erstellen Sie einen Dienstplan, der alle Sonderwünsche berücksichtigt.

Frau Nagye — nur Montag (Nacht) und Mittwoch (Früh)

Frau Theune — nur Montag (Früh), Dienstag (Spät) oder Mittwoch (Früh)

Herr Jovanovic — nur Dienstag (Früh), Mittwoch (Spät) oder Donnerstag (Spät)

Frau Rossi — nur Montag (Spät) und Freitag (Früh)

Herr Büchel — nur Dienstag (Nacht), Donnerstag (Früh) oder Freitag (Früh)

Frau Jensen — nur Mittwoch (Spät) und Donnerstag (Nacht)

Herr Silva — nur Mittwoch (Nacht), Donnerstag (Nacht) oder Freitag (Spät)

	Montag	**Dienstag**	**Mittwoch**	**Donnerstag**	**Freitag**
Frühschicht					
Spätschicht					
Nachtschicht					**ENTFÄLLT**

Schwierigkeitsgrad 2

Aufgabe 8

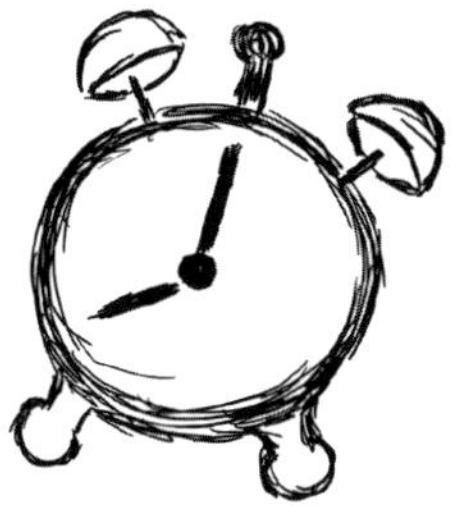

Erledigungen am Vormittag

Heute haben Sie Spätschicht und wollen vor der Arbeit noch einiges erledigen. Sie haben einen Termin beim Friseur, welcher 45 Minuten dauert. Vor dem Friseur wollen Sie noch zum Drogeriemarkt und einige Kosmetika einkaufen. Für den Weg zum Drogeriemarkt benötigen Sie 10 Minuten. Mit der Auswahl der Kosmetika sind Sie 15 Minuten beschäftigt. Vom Drogeriemarkt zum Friseur gehen Sie 5 Minuten. Nach dem Aufstehen brauchen Sie insgesamt 55 Minuten, um sich zu waschen, anzukleiden und zu frühstücken. Der Weg vom Friseur nach Hause dauert 15 Minuten.

Wann müssen Sie spätestens aufstehen, so dass Sie es schaffen, sich spätestens um 11:30 Uhr auf den Weg zur Arbeit zu machen?

Tätigkeiten	**Benötigte Zeit in Minuten**
Insgesamt benötigte Zeit	
Wann müssen Sie spätestes aufstehen?	

Schwierigkeitsgrad 2

Aufgabe 9

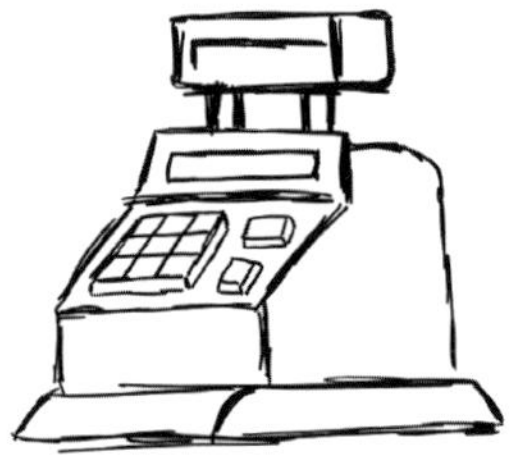

Ein Arbeitstag an der Frischetheke

Herr Szwarna arbeitet in einem Supermarkt an der Frischetheke für Fleisch und Käse. Zusätzlich kümmert er sich um die Backabteilung. Seine Kollegin ist heute dafür zuständig, die Kund*innen zu bedienen. In dieser Zeit kann er andere wichtigen Aufgaben erledigen:

- An der Backstation sollen die Brötchen und Brote um 14:00 Uhr aus dem Ofen geholt und in die Theke eingeräumt werden. Damit ist Herr Szwarna eine Stunde beschäftigt
- Sein Arbeitstag beginnt damit, dass er kontrolliert, ob die Fleisch- und Käsetheke noch ausreichend gefüllt ist. Nachdem er das kontrolliert hat, füllt er die Theke auf. Dafür braucht er 30 Minuten
- Frühestens ab 16:00 Uhr treffen sich die Mitarbeitenden und beginnen, die Theken auszuräumen und zu reinigen. Das ist ein fester Termin, so dass alle pünktlich um 18:00 Uhr Feierabend machen können. Das Ausräumen und Reinigen dauert zwei Stunden
- Herr Szwarna bereitet die Fleischprodukte aus der eigenen Herstellung in einer Stunde und 30 Minuten zu. Das ist in der Regel seine zweite Aufgabe am Tag
- Nachdem er sich um die Backstation gekümmert hat, bereitet er die Salate aus der Eigenproduktion zu. Heute produziert er Eiersalat, Nudelsalat und Fleischsalat. Damit ist er eine Stunde beschäftigt

Erstellen Sie bitte den Arbeitsplan für Herrn Szwarna. Sein Arbeitstag beginnt um 12:00 Uhr.

Uhrzeit		**Aufgabe**
Beginn	Ende	

Schwierigkeitsgrad 2

Aufgabe 10

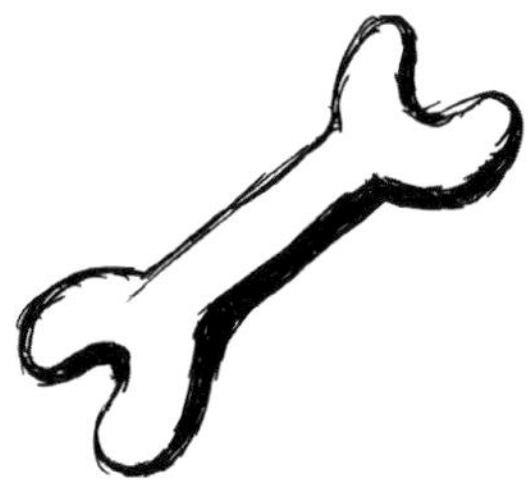

Mit dem Auto in der Werkstatt

Es ist Herbst und Sie wollen Ihr Auto winterfest machen. Diese Gelegenheit nutzen Sie und lassen es einmal durchchecken. Sie haben jeden Monat 200,00 € für zusätzliche Ausgaben zur Verfügung. Dieses Geld nutzen Sie unter anderem für Werkstattbesuche mit dem Auto. Reichen für die anstehende Wartung die 200,00 €? Oder müssen Sie noch bis zum nächsten Monat warten, um dann 400,00 € zur Verfügung zu haben?

Die Wartung des Autos kostet Sie 140,00 €. In der Werkstatt wird festgestellt, dass zusätzlich der Luftfilter gewechselt werden sollte. Das kostet 30,00 €. Da Sie ein Auto mit Automatikgetriebe fahren, muss zeitnah das Getriebeöl gewechselt werden. Die Kosten dafür liegen bei 130,00 €. Die Winterreifen aufzuziehen wird Sie 30,00 € kosten.

- Wie teuer ist der gesamte Werkstattbesuch?
- Können Sie sich den Werkstattbesuch noch im laufenden Monat leisten oder warten Sie noch zwei Wochen?
- Können Sie sich den Werkstattbesuch bereits im laufenden Monat leisten, wenn Sie neben der routinemäßigen Wartung nur die Reifen wechseln lassen?

Lösungen

Schwierigkeitsgrad 2

Schwierigkeitsgrad 2 – Aufgabe 1: Der wöchentliche Lebensmittelverbrauch

Lebensmittel	Pro Tag (:7)	Pro Woche	Pro Jahr (× 52)
Milch	2 l	14 l	728 l
Eier	3	21	1.092
Brot	500 g	3.500 g	182.000 g = 182 kg
Käse	200 g	1.400 g	72.800 g = 72,8 kg
Gemüse	2 kg	14 kg	728 kg
Brötchen	7 Stück	49 Stück	2.548 Stück
Kartoffeln	3 kg	21 kg	1.092 kg
Mehl	600 g	4.200 g	218.400 g = 218,4 kg
Obst	1 kg	7 kg	364 kg
Fleisch	1.100 g	7.700 g	400.400 g = 400,4 kg
Öl	0,3 l	2,1 l	109,2 l
Reis	600 g	4.200 g	218.400 g = 218,4 kg

Schwierigkeitsgrad 2 – Aufgabe 2: Zahltag am Glühweinstand

	500 €	100 €	50 €	20 €	10 €	5 €	1 €
Frau Pappas (2.436 €)	4	4	0	1	1	1	1
Herr Kovalenko (2.387 €)	4	3	1	1	1	1	2
Frau Andersen (2.148 €)	4	1	0	2	0	1	3
Herr Olsson (1.952 €)	3	4	1	0	0	0	2
Summe	15	12	2	4	2	3	8

Schwierigkeitsgrad 2 – Aufgabe 3: Das Abendessen mit Freunden

Vorrätig ist:	**Einkaufsliste:**
600 g Kartoffeln	900 g Kartoffeln
300 g Bohnen	700 g Bohnen
0,4 l Milch	1,6 l Milch
Soßenbinder	-
1 Dose Erbsen	1 Dose Erbsen
	600 g Rindfleisch
	500 g Paprika
	500 g frische Möhren

Schwierigkeitsgrad 2 – Aufgabe 4: Neue Tapete für die Küche

Es müssen **30 m²** tapeziert werden. [(2,5 m x 4 m) x 3 Wände = **30 m²**]

Dazu werden **5 Rollen** Tapeten benötigt, die zusammen **100,00 €** kosten. (30 m² : 6m ² = **5 m²**; 5 x 20,00 € = **100,00 €)**

Insgesamt werden **211,00 €** für die Renovierung der Küche benötigt. (100,00 € + 18,00 € [2 x 9 € für Tapetenkleister]+ 7,00 € + 70,00 € + 16,00 € [2 x 8 € für Tapetenlöser] = **211,00 €**)

Das eingeplante Budget von 250,00 € reicht für die Einkäufe, denn die anfallenden Kosten belaufen sich auf nur 211,00 €. Es bleiben 39,00 € übrig.

Schwierigkeitsgrad 2 – Aufgabe 5: Mittag in der Kantine

	Menü 1 – vegan	**Menü 2 – leichte Kost**	**Menü 3 – Vollwert**
Hauptgericht	Scharfes Gemüse mit Kokosmilch (1,35 €) / Gemüseschnitzel (1,00 €)	Scharfes Gemüse mit Kokosmilch (1,35 €)	Putencurry mit Kichererbsen (2,50 €) / Schnitzel XXL (1,65 €)
Beilage	Alles bis auf Schweinebratensoße (0,35 € – 0,80 €)	Reis (0,70 €)	Alle Beilagen möglich (0,30 € – 0,80 €)
Vor- oder Nachspeise	Salat / Cocktailfrüchte (0,80 €)	Alle möglich für 0,80 €	Alle möglich für jeweils 0,80 €
Gesamt Preis	2,15 € – 2,95 €	2,85 €	2,75 € – 4,10 €

Schwierigkeitsgrad 2 – Aufgabe 6: Weihnachtsgeschenke

Lucia hat **55,00 €** für Geschenke für ihre Familie eingeplant. (19,00 € + 21,00 € + 15,00 € = **55,00 €**)

Nach dem Kauf aller Geschenke und der Lieblingssüßigkeit bleiben **16,00 €** übrig. (55,00 € + 15,00 € + 4,00 € = **74,00 €** und 90,00 € - 74,00 € = **16,00 €**)

Lucia hat danach 16,00 €, das ist mehr als die angestrebten 13,00 €.

Schwierigkeitsgrad 2 – Aufgabe 7: Schichtplanung

	Montag	**Dienstag**	**Mittwoch**	**Donnerstag**	**Freitag**
Frühschicht	Frau Theune	Herr Jovanovic	Frau Nagye	Herr Büchel	Frau Rossi
Spätschicht	Frau Rossi	Frau Theune	Frau Jensen	Herr Jovanovic	Herr Silva
Nachtschicht	Frau Nagye	Herr Büchel	Herr Silva	Frau Jensen	**ENTFÄLLT**

Schwierigkeitsgrad 2 – Aufgabe 8: Erledigungen am Vormittag

Tätigkeiten	**Benötigte Minuten**
Waschen, Anziehen und Frühstücken	55 Minuten
Weg zur Drogerie	10 Minuten
Einkauf im Drogeriemarkt	15 Minuten
Weg vom Drogeriemarkt zum Friseur	5 Minuten
Aufenthalt beim Friseur	45 Minuten
Rückweg vom Friseur nach Hause	15 Minuten
Insgesamt benötigte Zeit	**145 Minuten, 2 h 25 min**
Wann müssen Sie spätestens aufstehen?	**(11:30 Uhr – 2 h 25 min)** **9:05 Uhr**

Schwierigkeitsgrad 2 – Aufgabe 9: Ein Arbeitstag an der Frischetheke

Uhrzeit		Aufgabe
Beginn	Ende	
12:00 Uhr	12:30 Uhr	Theken kontrollieren und auffüllen
12:30 Uhr	14:00 Uhr	Fleischprodukte aus eigener Herstellung
14:00 Uhr	15:00 Uhr	Backstation
15:00 Uhr	16:00 Uhr	Eigenproduktion der Salate
16:00 Uhr	18:00 Uhr	Theken ausräumen und reinigen

Schwierigkeitsgrad 2 – Aufgabe 10: Mit dem Auto in der Werkstatt

Der gesamte Werkstattbesuch kostet **330,00 €**. (140,00 € + 30,00 € + 130,00 € + 30,00 € = **330,00 €**)

Sie können den kompletten Werkstattbesuch erst im nächsten Monat leisten, da dieser mehr als **200,00 €** kostet.

Wenn Sie neben der Wartung nur die Reifen wechseln lassen, kostet der Werkstattbesuch **170,00 €**. D.h., Sie können sich den Werkstattbesuch noch in diesem Monat leisten. (140,00 € + 30,00 € = **170,00 €**)

Aufgaben zum planerischen Denken

Planungsaufgaben Schwierigkeitsgrad 3

Instruktion:

Auf den Arbeitsblättern werden Ihnen Textaufgaben mit entsprechenden Fragen dazu präsentiert. Bitte lesen Sie den Text aufmerksam durch und beantworten Sie die Fragen sorgfältig.

Um die Fragen zu beantworten, werden Sie Berechnungen anstellen bzw. einen Ablaufplan erstellen müssen. Einige Aufgaben benötigen zusätzlich die Berücksichtigung von Wegzeiten.

Bei allen Aufgaben dieser Schwierigkeitsstufe wird eine Tabelle als Strukturierungshilfe vorgegeben. Bitte nutzen Sie diese, um mit ihrer Hilfe die Informationen übersichtlich zu strukturieren.

Lesen Sie bitte zunächst die gesamte Aufgabe durch. Markieren Sie anschließend die relevanten Informationen im Text. Erst dann beantworten Sie die Fragen.

Schwierigkeitsgrad 3

Aufgabe 1

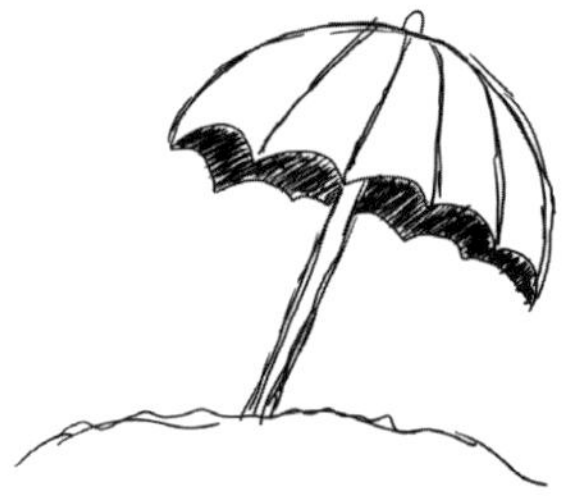

Urlaubsplanung

Frau Li plant ihren 3-wöchigen Urlaubsaufenthalt vom 08. August bis 28. August. Sie möchte sich in dieser Zeit mit Freundinnen und Freunden treffen.

- Annika ist in der zweiten Urlaubswoche nicht da und kann nur am Freitag
- Mohamed und Ana sind ab dem 22.08. im Urlaub, freitags sind sie bereits verplant
- Mary kommt am 16.08. aus dem Urlaub zurück und kann täglich nur bis 20:00 Uhr
- Jose ist die ganze Zeit da und hat mittwochs und freitags Zeit

Frau Li möchte an jedem Tag nur eine Verabredung machen. Sie hat mittwochs zwischen 17:00 – 20:00 Uhr und freitags 19:00 – 22:00 Uhr Zeit. Am 17.08. ist sie bereits mit ihren Eltern verabredet und macht mit ihnen einen Ausflug. Am 26.08. fährt sie über das Wochenende mit ihrem Partner ans Meer.

Tag	Termin	Uhrzeit des Termins
Mittwoch 10.08.		
Freitag 12.08.		
Mittwoch 17.08.		
Freitag 19.09.		
Mittwoch 24.08.		
Freitag 26.08.		

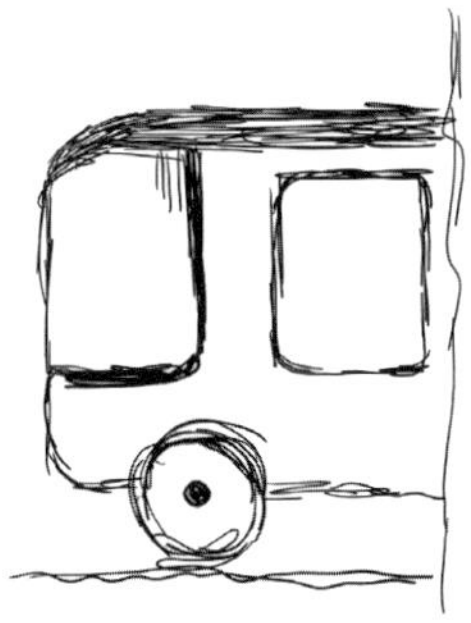

Viel zu tun am freien Tag

Herr Hadz hat morgen seinen freien Tag. Den möchte er für einige Erledigungen in der Stadt nutzen. Wie könnte eine sinnvolle Tagesplanung für Herr Hadz aussehen?
Bitte beachten Sie: es gibt mehrere Lösungsmöglichkeiten.

Herr Hadz möchte spätestens um 14:30 Uhr wieder zu Hause sein. Er steht um 7:30 Uhr auf und benötigt für die Morgenroutine und das Frühstück ein Stunde.

- Wie soll Herr Hadz seine Termine planen?
- Schafft er es, zur geplanten Zeit zu Hause zu sein?

Termin	Dauer	Öffnungszeit
Einkauf in der Drogerie	30 min	10:00 Uhr – 20:00 Uhr
Hin- und Rückfahrt mit dem Bus in die Stadt	jeweils 15 min	-
Paket von der Post abholen	30 min	9:00 Uhr – 12:00 Uhr und 14:00 Uhr – 19:00 Uhr
Mittagessen beim Lieblingsitaliener	1 h	11:30 Uhr – 14:30 Uhr
Besuch bei den Eltern	1 h	beliebig
Kuchen von der Bäckerei holen	15 min	8:00 Uhr – 18:00 Uhr
Besuch einer Freundin	2 h	12:00 Uhr – 15:00 Uhr
Termin bei der Physiotherapie	45 min	8:00 Uhr – 13:00 Uhr und 14:00 Uhr – 19:00 Uhr

Fortsetzung Seite 68

Aufgabe 2 (Seite 2 von 2)

Zeit (von ... bis ...)	Termin

Schwierigkeitsgrad 3

Aufgabe 3 (Seite 1 von 2)

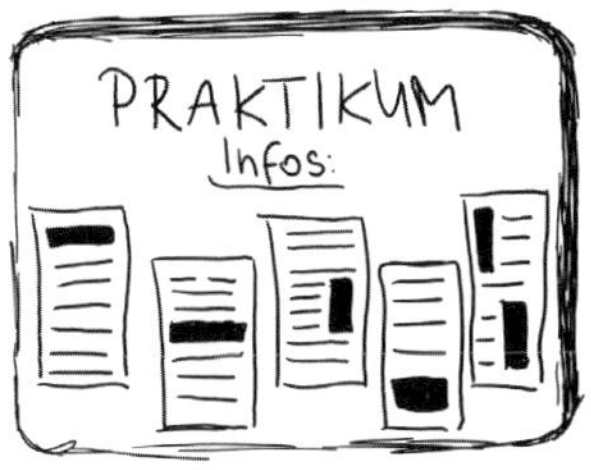

Praktika in der Schule

Sie haben die Aufgabe, die Praktikumsstellen für ihre Schüler und Schülerinnen zu organisieren. Dafür vorgesehen ist ein Zeitraum von 8 Wochen. Sie haben 10 Schüler und Schülerinnen (A-J), die Sie zuordnen sollen. Es gibt 5 Arbeitsbereiche und 13 Firmen, die den 5 Arbeitsbereichen zugeordnet sind.
Die Schüler und Schülerinnen sollen möglichst jeden Arbeitsbereich kennenlernen. Es ist wichtig, dass in der gesamten Zeit jeder Arbeitsbereich mit mindestens einer Person besetzt ist. Jede Firma soll von den einzelnen Schülern und Schülerinnen nur einmal besucht werden. Erstellen Sie bitte einen Übersichtsplan für 8 Wochen Praktikum für Schüler und Schülerinnen (A-J). Bitte beachten Sie: Es gibt mehrere Lösungsmöglichkeiten.

Folgende 13 Firmen stehen in den folgenden 5 Arbeitsbereichen zur Auswahl:

Bereich	Firmen
Einzelhandel	Bekleidungsgeschäft
	Supermarkt
Gesundheit	Physiotherapie
	Apotheke
Dienstleistung	Friseur*in
	Kfz-Werkstatt
	Versicherung
Handwerk	Zimmerei
	Gärtnerei
	Sanitär- und Versorgungstechnik
	Elektrotechnik
Erziehung	Kindergarten
	Jugendtreff

Fortsetzung Seite 70

Schwierigkeitsgrad 3

Aufgabe 3 (Seite 2 von 2)

Bereich	**Einzelhandel**		**Gesundheit**		**Dienstleistung**			**Handwerk**				**Erziehung**	
Firmen	Bekleidungsgeschäft	Supermarkt	Physiotherapie	Apotheke	Friseur*in	Kfz-Werkstatt	Versicherung	Zimmerei	Gärtnerei	Sanitär- und Versorgungstechnik	Elektrotechnik	Kindergarten	Jugendtreff
Woche 1													
Woche 2													
Woche 3													
Woche 4													
Woche 5													
Woche 6													
Woche 7													
Woche 8													

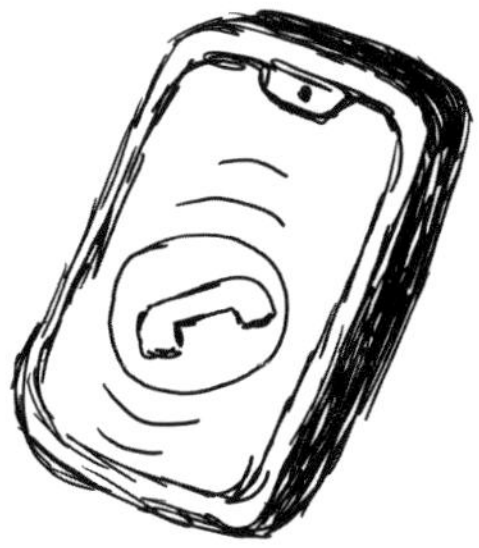

Besuch in der Heimat

Elizabeth ist für ihr Studium nach Magdeburg gezogen. Sie hat gerade ihre Zwischenprüfungen erfolgreich bestanden. Nun hat sie Zeit für einen Besuch in der Heimat. Sie möchte am Montagmorgen losfahren und am Freitagabend wieder zurück nach Magdeburg, da sie am Wochenende arbeitet.
Es ist ihr wichtig, sich Zeit zu nehmen, so dass sie für alle Termine entweder einen ganzen Vormittag, Nachmittag oder Abend einplant. Sie hat am Mittwochvormittag noch ein Online-Treffen mit ihrer Lerngruppe, bei dem sie unbedingt dabei sein möchte.
Folgende Unternehmungen hat Elizabeth in der Heimat geplant:

- Sie möchte sich am Nachmittag nach ihrer Ankunft mit ihrer Mutter treffen
- Besuch der Großeltern
- Treffen mit ihrem Freund Pedro, der nur am Donnerstag Zeit hat
- Besuch ihres Cousin Niklas, der noch Schüler ist und erst am Freitagnachmittag Zeit hat
- Treffen mit ihrer Freundin Fatima, die nur am Montagabend Zeit hat
- Besuch ihrer Tante, die sich nachmittags und abends nicht treffen möchte
- Kochen mit ihrer alten Clique am Abend, wobei Montag, Dienstag und Mittwoch nicht möglich sind
- Besuch Ihres Vaters
- beim Sport im alten Verein am Abend teilnehmen, der nur am Dienstag kein Training macht

Sie möchte auch einiges allein unternehmen:

- Einen Nachmittag möchte sie sich zum Entspannen freihalten
- Einen Abend möchte sie eine Vorstellung im Kino besuchen
- Dem Museum einen Besuch abstatten (Termin ist egal)

Fortsetzung Seite 72

Aufgabe 4 (Seite 2 von 2)

Erstellen Sie bitte einen Wochenplan für Elizabeth. Wann kann sie welchen Termin wahrnehmen?
Mehrere Antwortvariationen sind möglich.

	Montag	**Dienstag**	**Mittwoch**	**Donnerstag**	**Freitag**
vormittags	**ENTFÄLLT**				
nachmittags					
abends					**ENTFÄLLT**

Vorratshaltung im Restaurant

Sie sind Küchenchef*in in einem Restaurant. Das Restaurant möchte jeden Tag eine Mindestmenge an Lebensmitteln vorhalten. Um die Vorratshaltung aufrecht zu erhalten, muss eingekauft werden, wenn von einer Ware weniger als eine Mindestmenge vorhanden ist. Berechnen Sie, an welchen Tagen welche Menge einer bestimmten Ware eingekauft werden muss. Beachten Sie, die Zutaten werden immer am Ende des Tages eingekauft.
Mit diesen Anfangsbeständen und vorgegebenen Mindestmengen starten Sie:

Mindestmengen:
Reis: 5 kg
Gemüse: 15 kg
Obst: 10 kg
Mehl: 5 kg
Fisch: 12 kg

Anfangsbestand:
Reis: 18 kg
Gemüse: 35 kg
Obst: 20 kg
Mehl: 15 kg
Fisch: 20 kg

Wochenplan Verbrauch

	Montag	Dienstag	Mittwoch	Donnerstag	Freitag
Reis	2 kg	4 kg	-	9 kg	-
Gemüse	7 kg	6 kg	8 kg	7 kg	-
Obst	4 kg	-	5 kg	3 kg	5 kg
Mehl	2 kg	3 kg	6 kg	-	3 kg
Fisch	3 kg	4 kg	6 kg	-	6 kg

Fortsetzung Seite 74

Aufgabe 5 (Seite 2 von 2)

Einkaufsplan

	Montag	Dienstag	Mittwoch	Donnerstag	Freitag
Reis					
Gemüse					
Obst					
Mehl					
Fisch					

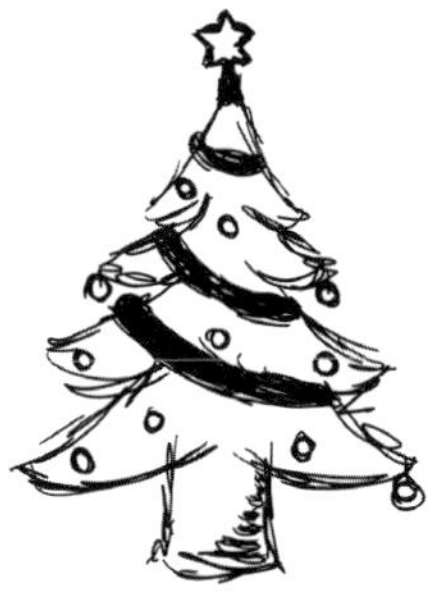

Geschenke zu Weihnachten

Weihnachten steht vor der Tür und Herr Gashi möchte dieses Jahr die Geschenke für seine Kinder einkaufen. Herr Gashi und seine Frau haben zwei Kinder. Zudem wollen sie ihrer Nichte und ihrem Neffen ebenfalls Geschenke machen. Insgesamt benötigen sie 4 Geschenke.
Ihre Nichte soll ein Computerspiel für die Konsole bekommen. Ihr Sohn soll ein neues Mountainbike bekommen. Ihre Tochter wünscht sich einen E-Roller. Ihr Neffe ist erst 9 Monate alt und bekommt Kleidung und Nahrung geschenkt.
Herr Gashi hat sich vorgenommen, alle Einkäufe am morgigen Nachmittag zu erledigen. Um das Computerspiel für die Konsole zu kaufen, geht er in einen Medienmarkt. Dieser hat bis 20:00 Uhr geöffnet. Da er bereits weiß, welche Computerspiele in Frage kommen, plant er nur 40 min ein. Das Mountainbike und den E-Roller bekommt er in einem Einkaufszentrum. Das Einkaufszentrum hat bis 22:00 Uhr geöffnet. Dafür hat er 1,5 Stunden eingeplant. Die Geschenke für den Neffen kauft er in einem Drogeriemarkt ein. Dafür hat er ebenfalls 1 Stunde eingeplant. Die Drogerie hat morgen nur bis 18:00 Uhr geöffnet.
Herr Gashi kann ab 15:00 Uhr einkaufen gehen. Wie kann er die Einkäufe sinnvoll planen, so dass er spätestens um 20:00 Uhr wieder zu Hause ist? Bitte beachten Sie die Wegzeiten, die in der nachfolgenden Tabelle angegeben sind!
Mehrere Antworten sind möglich.

Fortsetzung Seite 77

Schwierigkeitsgrad 3

Aufgabe 6 (Seite 2 von 2)

Wegezeiten von/zu:

	Wohnung	**Medienmarkt**	**Einkaufszentrum**	**Drogeriemarkt**
Wohnung	-	60 min	15 min	30 min
Medienmarkt	60 min	-	15 min	20 min
Einkaufszentrum	15 min	15 min	-	45 min
Drogeriemarkt	30 min	20 min	45 min	-

Tagesplanung von Herrn Gashi:

Uhrzeit		**Aufgabe**
Beginn	Ende	

Schwierigkeitsgrad 3

Aufgabe 7 (Seite 1 von 2)

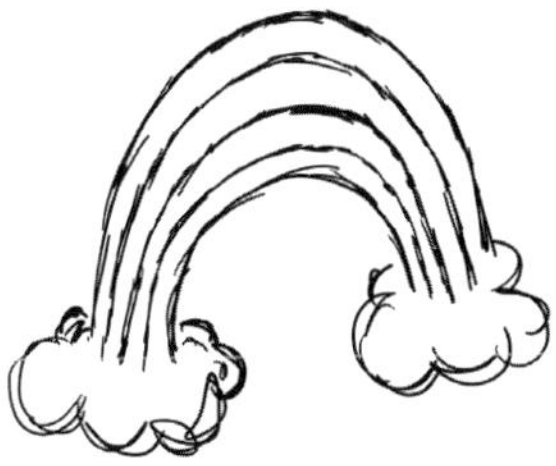

Hortbetreuung in den Ferien

Die Leiterin des Hortes Regenbogenhaus überarbeitet die Personalplanung für die nächste Woche. Da aktuell Urlaubszeit ist und viele Kinder mit ihren Eltern verreist sind, werden einige Gruppen zusammengelegt.
Es gibt die Gruppe Sonne und es gibt die Gruppe Sternschnuppe. In der Gruppe Sonne sind die jüngeren Kinder und dort wird ein/e Erzieher*in für 5 Kinder benötigt. In der Gruppe Sternschnuppe sind die älteren Kinder, in der ein/e Erzieher*in für 10 Kinder vorgesehen ist.
Am Montag werden für die Gruppe Sonne 10 Kinder erwartet. Für die Gruppe Sternschnuppe sind 20 Kinder angemeldet. Am Dienstag ist es umgekehrt. Am Mittwoch sind 15 Kinder für die Gruppe Sonne angemeldet und 30 Kinder für die Gruppe Sternschnuppe. Am Donnerstag sind in beiden Gruppen 10 Kinder angemeldet. Am Freitag sind 10 Kinder für die Gruppe Sonne und 20 Kinder für die Gruppe Sternschnuppe angemeldet.
Im bisherigen Dienstplan sind für jeden Tag 5 Mitarbeiter*innen eingeteilt. Zwei Mitarbeiter*innen möchten jeweils einen Tag in der Woche frei haben. Die Erzieherin Frau Lee hätte gerne am Dienstag, Mittwoch oder Donnerstag frei. Für Herrn Müller kommen alle Tage in Frage außer Montag und Donnerstag. Der Urlaub kann nur an Tagen genehmigt werden, an denen weniger als 5 Mitarbeiter*innen benötigt werden.

Fortsetzung Seite 78

- Ist die Kinderbetreuung im aktuellen Dienstplan gewährleistet? Gibt es Tage, an denen mehr Personal benötigt wird, als bisher geplant?
- Wie viele Mitarbeiter*innen werden an den einzelnen Tagen benötigt?
- Können Frau Lee und Herr Müller einen Tag frei bekommen? Wenn ja, welchen?

Anzahl der Kinder:

	Montag	**Dienstag**	**Mittwoch**	**Donnerstag**	**Freitag**
Gruppe Sonne					
Gruppe Sternschnuppe					
Benötigte Mitarbeiter*innen					

Schwierigkeitsgrad 3

Aufgabe 8

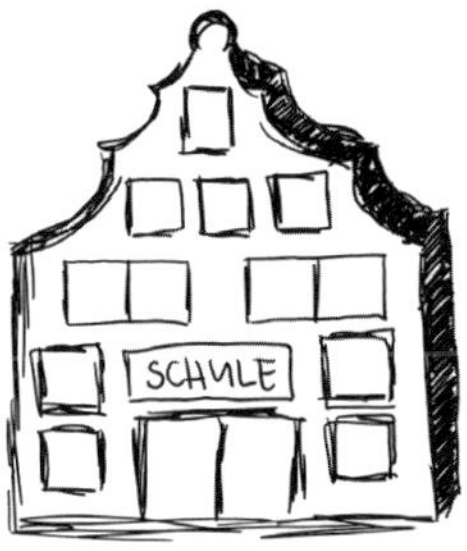

Projekttage an der Schule

Es ist kurz vor den Ferien und die Schule plant Projekttage. Die Schüler*innen dürfen sich aussuchen, an welchen Projektangeboten sie teilnehmen wollen. Frau Frey und Herr Hoti haben die Anmeldungen angenommen. Jetzt sitzen sie zusammen und zählen, wie viele Anmeldungen für welche Projekte vorliegen. Für jedes Projektangebot gilt eine maximale Teilnehmer*innenzahl. Daher kann es notwendig sein, dass Projekte mehrfach angeboten werden müssen.

Wie viele Termine werden benötigt?

Projektangebot	Anzahl Plätze	Anmeldungen		Benötigte Termine	Benötigte Termine bei erhöhter Platzzahl
		Fr. Frey	Hr. Hoti		
Yoga	20	23	18		
Ausflug zum Reiterhof	15	9	31		
Bau von Solarzellen	40	22	23		
Musicalbesuch	47	31	21		
Klettern	20	16	34		
Mountainbike-Tour	20	43	27		
Wandern	34	33	34		
Freies Schreiben	10	19	23		
Veganes Kochen	30	28	31		
Freies Sportangebot	69	38	36		

- Wie viele Termine sind nötig, damit alle Schüler*innen an mindestens einem Angebot teilnehmen können?
- Wie viele Termine werden benötigt, wenn die Anzahl der Plätze jeweils um 5 erhöht wird?

Schwierigkeitsgrad 3

Aufgabe 9 (Seite 1 von 2)

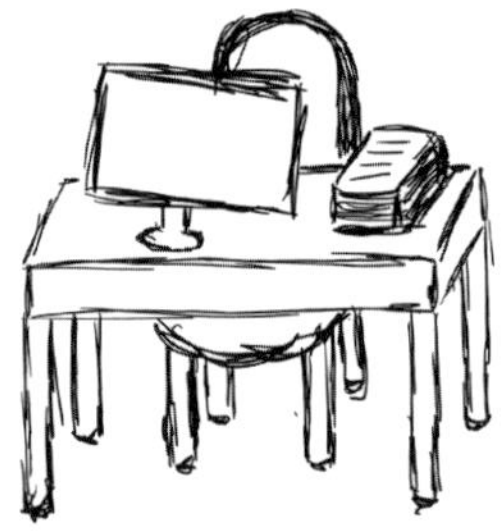

Ein Arbeitstag in der Beratungsstelle

Frau Luvian ist Sozialarbeiterin und arbeitet in einer Beratungsstelle. Sie beginnt um 7:30 Uhr mit der Arbeit. Heute hat sie folgende Aufgaben zu erledigen:

- Um 10:30 Uhr ist sie mit Frau Pinnen verabredet, um mit ihr gemeinsam zum Sozialamt zu gehen
- Gleich zu Dienstbeginn weist sie den neuen Praktikanten ein und bespricht seinen Arbeitstag mit ihm
- Um 11:00 Uhr hat sie Telefonsprechstunde
- Um 8:30 Uhr kommt Herr Elgazi zu einem Beratungstermin
- Bevor sie mit Frau Pinnen zum Sozialamt geht, will sie mit ihr in Ruhe alle notwendigen Dokumente sichten
- Nach ihrer Telefonsprechstunde arbeitet sie ihre heutigen E-Mails ab
- Um 8:00 Uhr trifft sie sich mit ihren Kolleg*innen zum täglichen Teammeeting
- Am Ende des Vormittags nimmt sie telefonisch Kontakt zu Herrn Kaliov auf

Jeder Termin dauert 30 min.

- Wie sieht die optimale Planung des Vormittags von Frau Luvian aus?

Fortsetzung Seite 81

Schwierigkeitsgrad 3

Aufgabe 9 (Seite 2 von 2)

Uhrzeit		**Aufgabe**
Beginn	Ende	

Schwierigkeitsgrad 3

Aufgabe 10 (Seite 1 von 2)

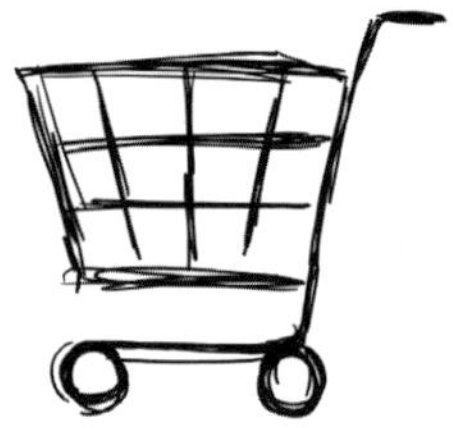

Supermarkt

Frau Zarer arbeitet in einem Supermarkt. Ihr Arbeitstag beginnt um 7:30 Uhr. Heute hat sie viele verschiedene Aufgaben zu erledigen:

- Um 11:00 Uhr beginnt ihre Zeit an der Kasse. Dort ist sie ist für 2 Stunden eingeplant
- Zu Beginn ihres Arbeitstages hat sie eine halbe Stunde, um das Wechselgeld in ihrer Kasse zu zählen und die ankommende Ware zu dokumentieren
- Vor ihrer Zeit an der Kasse ist sie 1,5 Stunden für die Backabteilung eingeteilt
- Um 13:30 Uhr ist die Zeit für Bestellungen. Frau Zarer prüft die Bestände und verschickt die Bestellungen. Dafür benötigt sie 1,5 Stunden
- Zum Abschluss des Arbeitstages zählt sie das Geld in ihrer Kasse und macht die Übergabe mit den Kolleginnen und Kollegen der Spätschicht. Das dauert 30 min
- Bevor sie in die Backabteilung geht, packt sie neue Ware aus und räumt sie ein. Damit ist sie eine halbe Stunde beschäftigt

Bitte beantworten Sie die folgenden Fragen:

- In welcher Reihenfolge sollte Frau Zarer die Aufgaben idealerweise erledigen?
- Wann ist sie mit ihren Aufgaben fertig?

Fortsetzung Seite 83

Aufgabe 10 (Seite 2 von 2)

Uhrzeit		Aufgabe
Beginn	Ende	

Lösungen

Schwierigkeitsgrad 3

Schwierigkeitsgrad 3 – Aufgabe 1: Urlaubsplanung

Tag	Termin	Uhrzeit des Termins
Mittwoch 10.08.	Mohamed und Ana	17:00 – 20:00 Uhr
Freitag 12.08.	Annika	19:00 – 22:00 Uhr
Mittwoch 17.08.	Ausflug mit den Eltern	
Freitag 19.09.	Jose	19:00 – 22:00 Uhr
Mittwoch 24.08.	Mary	17:00 – 20:00 Uhr
Freitag 26.08.	Mit ihrem Partner ans Meer fahren	

Schwierigkeitsgrad 3 – Aufgabe 2: Viel zu tun am freien Tag

Es gibt mehrere Lösungen.
Die Termine könnten wie folgt angeordnet werden:

Zeit (von ... bis ...)	Termin
7:30 Uhr bis 8:30 Uhr	Morgenroutine und Frühstück
8:30 Uhr bis 8:45 Uhr	Weg in die Stadt mit dem Bus
8:45 Uhr bis 9:30 Uhr	Besuch bei der Physiotherapie
9:30 Uhr bis 10:00 Uhr	Paket von der Post abholen
10:00 Uhr bis 11:00 Uhr	Besuch bei den Eltern
11:00 Uhr bis 11:30 Uhr	Einkauf in der Drogerie
11:30 Uhr bis 12:30 Uhr	Mittagessen beim Lieblingsitaliener
12:30 Uhr bis 12:45 Uhr	Kuchen von der Bäckerei holen
12:45 Uhr bis 14:45 Uhr	Besuch einer Freundin
14:45 Uhr bis 15:00 Uhr	Rückweg mit dem Bus nach Hause

Herr Hadz schafft es **nicht, pünktlich** zu Hause zu sein. Er kommt erst um 15:00 Uhr zu Hause an und nicht um 14:30 Uhr.

Schwierigkeitsgrad 3 – Aufgabe 3: Praktika in der Schule

Den Schülern und Schülerinnen wurden die Buchstaben A – J zugeordnet.
Es sind mehrere Lösungen möglich.

Bereich	**Einzelhandel**		**Gesundheit**		**Dienstleistung**			**Handwerk**				**Erziehung**	
Firmen	Bekleidungsgeschäft	Supermarkt	Physiotherapie	Apotheke	Friseur*in	Kfz-Werkstatt	Versicherung	Zimmerei	Gärtnerei	Sanitär- und Versorgungstechnik	Elektrotechnik	Kindergarten	Jugendtreff
Woche 1	A	B	C	D	E	F		G	H			I	J
Woche 2	I	J	G	H		E	F			C	D	A	B
Woche 3	G	H	I	J	A		B	C	D			E	F
Woche 4	E	F	G	H		I	J		A	B		C	D
Woche 5	C	D	E	F	G		H	I			J	B	A
Woche 6	B	A	D	C		E	F			G	H	J	I
Woche 7	J	I	A	B	C	D		E	F			G	H
Woche 8	H	G	J	I	B	A			C	D		F	E

Schwierigkeitsgrad 3 – Aufgabe 4: Besuch in der Heimat

	Montag	**Dienstag**	**Mittwoch**	**Donnerstag**	**Freitag**
vormittags	**ENTFÄLLT**	Tante	Online Lerngruppe	Großeltern	Vater
nachmittags	Mutter	Entspannen	Museums-besuch	Freund Pedro	Cousin Niklas
abends	Freundin Fatima	Ins Kino gehen	Training im alten Verein	mit der alten Clique kochen	**ENTFÄLLT**

Schwierigkeitsgrad 3 – Aufgabe 5: Restaurant

In dieser Menge müssen die Zutaten an folgenden Tagen eingekauft werden:

	Montag	**Dienstag**	**Mittwoch**	**Donnerstag**	**Freitag**
Reis				2 kg	
Gemüse			1 kg	8 kg	
Obst				2 kg	5 kg
Mehl			1 kg		3 kg
Fisch			5 kg		6 kg

Schwierigkeitsgrad 3 – Aufgabe 6: Geschenke zu Weihnachten

Uhrzeit		**Aufgabe**
Beginn	Ende	
15:00 Uhr	15:30 Uhr	Weg zum Drogeriemarkt
15:30 Uhr	16:30 Uhr	Einkauf im Drogeriemarkt
16:30Uhr	16:50 Uhr	Weg zum Medienmarkt
16:50 Uhr	17:30 Uhr	Einkauf im Medienmarkt
17:30 Uhr	17:45 Uhr	Weg zum Einkaufszentrum
17:45 Uhr	19:15 Uhr	Einkauf beim Einkaufszentrum
19:15 Uhr	19:30 Uhr	Rückweg zur Wohnung
19:30 Uhr		Ankunft Wohnung

Schwierigkeitsgrad 3 – Aufgabe 7: Hortbetreuung in den Ferien

	Montag	**Dienstag**	**Mittwoch**	**Donnerstag**	**Freitag**
Kinder Gruppe Sonne	10	20	15	10	10
Kinder Gruppe Sternschnuppe	20	10	30	10	20
Benötigte Mitarbeiter*innen	4	5	6	3	4

Antworten:
1. Mittwochs wird bei 5 Mitarbeitenden pro Tag, ein/e weitere/r Erzieher/in benötigt,
2. Siehe Tabelle
3. Frau Lee kann am Donnerstag und Herr Müller am Freitag frei bekommen.

Schwierigkeitsgrad 3 – Aufgabe 8: Projekttage an der Schule

Angebot	Anzahl Plätze	Anmeldungen		Benötigte Termine	Benötigte Termine bei erhöhter Platzzahl
		Fr. Frey	Hr. Hoti		
Yoga	20	23	18	3	2
Ausflug zum Reiterhof	15	9	31	3	2
Bau von Solarzellen	40	22	23	2	1
Musicalbesuch	47	31	21	2	1
Klettern	20	16	34	3	2
Mountainbike-Tour	20	43	27	4	3
Wandern	34	33	34	2	2
Freies Schreiben	10	19	23	5	3
Veganes Kochen	30	28	31	2	2
Freies Sportangebot	69	38	36	2	1

Schwierigkeitsgrad 3 – Aufgabe 9: Ein Arbeitstag bei der Beratungsstelle

Uhrzeit		Aufgabe
Beginn	Ende	
7:30	8:00	Einweisung Praktikant
8:00	8:30	Teammeeting
8:30	9:00	Beratungstermin mit Herrn Elgazi
9:30	10:00	Vorbereitung Dokumente mit Frau Pinnen
10:30	11:00	Begleitung Frau Pinnen zum Sozialamt
11:00	11:30	Telefonische Sprechstunde
11:30	12:00	E-Mails bearbeiten
12:00	12:30	Kontaktaufnahme Herr Kaliov

Schwierigkeitsgrad 3 – Aufgabe 10: Supermarkt

Uhrzeit		Aufgabe
Beginn	Ende	
7:30	8:00	Wechselgeld zählen und Ware annehmen und dokumentieren
8:00	9:30	Ware auspacken und einräumen
9:30	11:00	Backabteilung
11:00	13:00	Zeit an der Kasse
13:00	13:30	Bestand prüfen
13:30	15:00	Bestellungen verschicken
15:00	15:30	Geld in der Kasse zählen und Übergabe

Aufgaben zum planerischen Denken

Planungsaufgaben Schwierigkeitsgrad 4

Instruktion:

Auf den Arbeitsblättern werden Ihnen Textaufgaben mit einigen Fragen dazu präsentiert. Bitte lesen Sie den Text aufmerksam durch und beantworten Sie die Fragen sorgfältig.

Um die Fragen zu beantworten, ist es notwendig, Berechnungen anzustellen bzw. einen Ablaufplan zu erstellen. Einige Aufgaben benötigen zusätzlich die Berücksichtigung von Wegzeiten.

Bei allen Aufgaben dieses Schwierigkeitsgrades wird Ihnen eine Tabelle als Strukturierungshilfe vorgegeben. Bitte nutzen Sie diese, um sich mit ihrer Hilfe die Informationen übersichtlich zu strukturieren.

Lesen Sie bitte zunächst die gesamte Aufgabe durch. Markieren Sie anschließend die relevanten Informationen im Text. Erst dann beantworten Sie die Fragen.

Schwierigkeitsgrad 4

Aufgabe 1 (Seite 1 von 2)

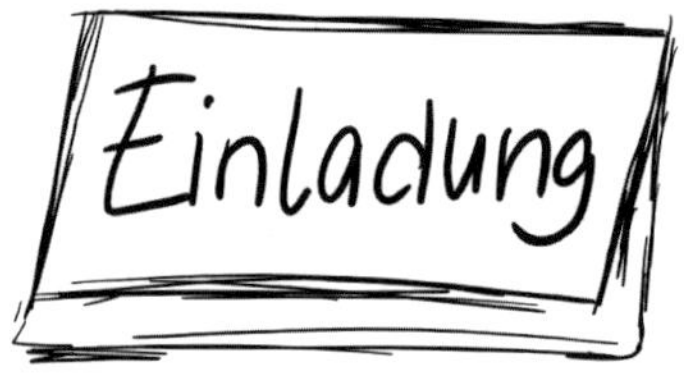

Einladung zur Familienfeier

Herr Büchel hat morgen viel vor.
Am Abend ist um 19:30 Uhr eine Familienfeier geplant. Davor möchte er am Nachmittag um 16:00 Uhr für 1,5 Stunden ins Fitnessstudio gehen. Von zu Hause bis zum Fitnessstudio braucht er 30 Minuten. Die Familienfeier findet in einem Landgasthaus statt. Um dorthin zu kommen ist eine 25-minütige Autofahrt notwendig.
Herr Büchel hat sich heute den Nachmittag frei genommen und kann bereits um 13:00 Uhr Feierabend machen. Auf dem Weg nach Hause erledigt er den Einkauf. Für die Rückfahrt samt Einkauf benötigt er 1 Stunde und 45 Minuten. Um den Einkauf auszupacken braucht er nochmals 15 Minuten. Anschließend will er die Wäsche abnehmen und zusammenlegen, was 30 Minuten dauern wird.
Bevor er gemeinsam mit seinem Mann zur Familienfeier fährt, will er sich mit ihm über das Tagesgeschehen für 25 Minuten austauschen. Wenn Herr Büchel vom Fitnessstudio nach Hause kommt, benötigt er noch 35 Minuten, um zu duschen und sich anzuziehen.

- Wie sieht der Tagesablauf von Herrn Büchel aus?
- Kommt Herr Büchel rechtzeitig mit seinem Mann zur Familienfeier?

Fortsetzung Seite 91

Schwierigkeitsgrad 4

Aufgabe 1 (Seite 2 von 2)

Uhrzeit		**Aufgabe**
Beginn	Ende	

Schwierigkeitsgrad 4

Aufgabe 2 (Seite 1 von 2)

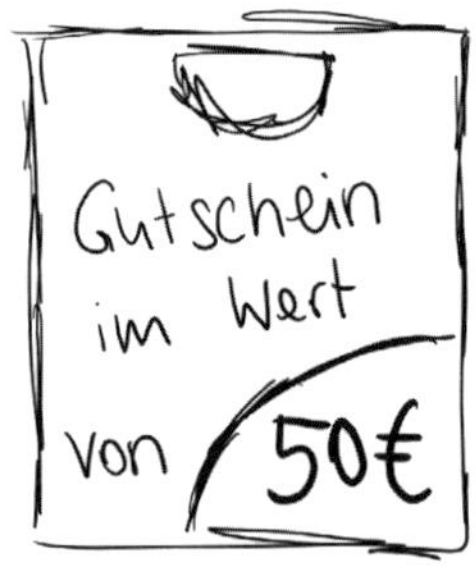

Gutscheinkarten

Sie arbeiten in einem Mediendiscounter und sind verantwortlich für die Gutscheinkarten. Daher müssen Sie kontinuierlich den Bestand prüfen, Gutscheinkarten nachbestellen und die Kasse dafür führen. Wöchentlich stehen Ihnen 1.500,00 € zur Verfügung.

- Sie müssen am Ende Ihres Arbeitstages neue Gutscheinkarten im Wert von 500,00 € bestellen, wenn der Bestand der Gutscheinkarten unter einen Wert von 500,00 € sinkt.

Übersicht über verkaufte Gutscheinkarten:

Wert der Gutscheinkarten	Montag	Dienstag	Mittwoch	Donnerstag	Freitag
5,00 €	10	-	10	-	-
10,00 €	20	11	2	1	3
20,00 €	20	15	-	-	5
25,00 €	10	-	10	2	-
35,00 €	3	2	-	2	1
50,00 €	-	2	4	1	2

- An welchen Tagen müssen Sie Gutscheinkarten nachbestellen?
- Welchen Wert haben die Gutscheinkarten, die am Ende der Woche vorrätig sind?
- Reicht das wöchentliche Gesamtbudget?

Fortsetzung Seite 93

Lösung (Summe in € angeben)

Wert der Gutscheine	Montag		Dienstag		Mittwoch		Donnerstag		Freitag	
	Anzahl Verbrauch	Summe in €	Anzahl Verbrauch	Summe in €	Anzahl Verbrauch	Summe in €	Anzahl Verbrauch	Summe in €	Anzahl Verbrauch	Summe in €
5,00 €										
10,00 €										
20,00 €										
25,00 €										
35,00€										
50,00€										
Summe										
Differenz										
Zu kaufen										
Neuer Bestand										

Schwierigkeitsgrad 4

Aufgabe 3 (Seite 1 von 2)

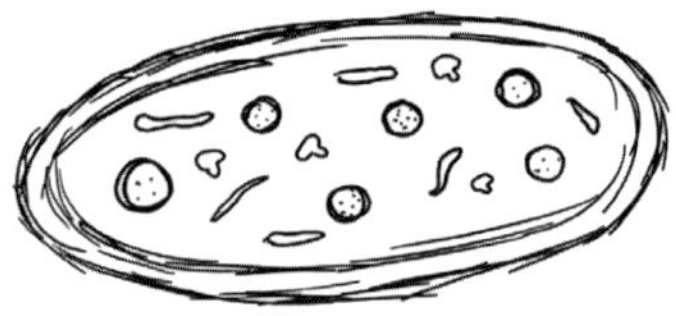

Den freien Tag genießen

Herr Gashi hat diese Woche einen freien Tag, an dem er einiges unternehmen möchte. Bitte fertigen Sie für Herrn Gashi eine Tagesplanung an. Er möchte um 9:00 Uhr von zu Hause starten.
Er hat um 09:30 Uhr einen einstündigen Pilates Kurs gebucht.
Sein Mittagessen möchte er bei seinem Lieblingsitaliener einnehmen. Der Mittagstisch wird von 11:00 Uhr bis 14:00 Uhr angeboten. Er plant für das Mittagessen 40 Minuten ein.
Bevor er nach Hause fährt, möchte er noch einige Erledigungen in der Stadt machen und plant dafür eine Stunde ein. Die Geschäfte in der Stadt haben bis 20:00 Uhr geöffnet.
Um 10:45 Uhr ist er mit einer Freundin zum Kaffeetrinken in einem Café verabredet. Die beiden haben 45 Minuten für ihr Treffen geplant.
Im Museum gibt es aktuell eine Sonderausstellung über Insekten, die er gerne besuchen möchte. Die Ausstellung ist von 12:00 Uhr bis 18:00 Uhr geöffnet. Er hat dafür 50 Minuten eingeplant.

Fortsetzung Seite 95

Die Wegzeiten:

Vom Lieblingsitaliener aus benötigt Herr Gashi 30 min bis zum Museum, 60 min bis nach Hause, 30 min bis zum Café, 20 min bis zum Pilates-Studio und 10 min bis in die Stadt zum Einkaufen.
Vom Pilates-Studio benötigt Herr Gashi 30 min bis nach Hause, 15 min bis zum Café, 45 min bis zu seinem Lieblingsitaliener zum Mittagessen, 50 min bis zum Museum und 20 min bis zum Einkaufen in die Stadt.
Vom Museum aus benötigt er 10 min in die Stadt zum Einkaufen, 30 min zu seinem Lieblingsitaliener zum Mittagessen, 50 min bis nach Hause, 45 min bis zum Pilates-Studio, zum Café 40 min.
Von zu Hause aus benötigt er 45 min zum Café, 65 min zu seinem Lieblingsitaliener, 40 min zum Museum, 30 min zum Pilates und 20 min in die Stadt.
Vom Café aus benötigt er 45 min nach Hause, 15 min zum Pilates-Studio, 30 min zu seinem Lieblingsitaliener, 40 min bis zum Museum und 60 min zum Einkaufen in die Stadt.
Von der Stadt aus benötigt er 40 min zu seinem Lieblingsitaliener, 10 min zum Museum, 60 min zum Café, 30 min nach Hause und 45 min zum Pilates-Studio.

- Wie sieht der Tag von Herrn Gashi aus?

Ankunft	Abfahrt	Ort	Wegzeit
-	9:00 Uhr	zu Hause	
		Kaffeetrinken mit Freundin	
			10 Minuten
		Einkaufen	-

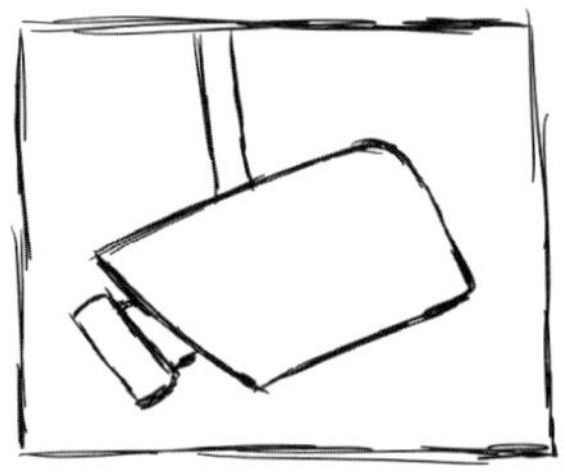

Das Einkaufszentrum

In einem großen Einkaufszentrum müssen die Überwachungskameras von 10:00 Uhr bis 18:00 Uhr durchgängig überwacht werden. Es gibt 5 Abteilungen, welche jeweils mit 4 Überwachungskameras ausgestattet sind. Insgesamt gibt es 10 Mitarbeiter*innen, die sich um die Beobachtung der Überwachungskameras kümmern (A – J). Zwei von ihnen (A und B) arbeiten nur halbtags und sind deshalb nur von 14:00 Uhr bis 18:00 Uhr da.
Die Mitarbeitenden dürfen nur maximal 5 Stunden am Tag vor dem Bildschirm sitzen. Sie müssen nach spätestens 3 Stunden eine Pause von einer Stunde einlegen. Die Mitarbeitenden können die Arbeitszeit an den Überwachungskameras in mehreren Blöcken erbringen. Die restliche Arbeitszeit sind die Mitarbeitenden mit anderen Tätigkeiten beschäftigt, welche nicht vorgeplant werden müssen.

	Abteilung 1	**Abteilung 2**	**Abteilung 3**	**Abteilung 4**	**Abteilung 5**
10:00 Uhr – 11:00 Uhr					
11:00 Uhr – 12:00 Uhr					
12:00 Uhr – 13:00 Uhr					
13:00 Uhr – 14:00 Uhr					
14:00 Uhr – 15:00 Uhr					
15:00 Uhr – 16:00 Uhr					
16:00 Uhr – 17:00 Uhr					
17:00 Uhr – 18:00 Uhr					

Fortsetzung Seite 97

Aufgabe 4 (Seite 2 von 2)

Wenn die Mitarbeitenden die Abteilungen überwachen, bekommen sie einen Erschwernis-Zuschlag pro Stunde (Pausen nicht mitgerechnet). Es soll eine Abrechnung für insgesamt 10 Tage erstellt werden. Grundlage dafür ist der erstellte Stundenplan. Pro Tag werden insgesamt 400,00 € zusätzlich ausgezahlt. Diese werden gemäß der geleisteten Arbeitsstunden der Mitarbeitenden an den Überwachungskameras aufgeteilt. Es sind mehrere Lösungen möglich

- Wie viele Arbeitsstunden werden insgesamt an den Überwachungskameras gelistet?
- Bitte erstellen Sie einen möglichen Stundenplan für die 10 Mitarbeitenden (A – J), die auf die 5 Abteilungen aufpassen.
- Bitte berechnen Sie, wie viel Erschwernis-Zuschlag jeder Mitarbeitende erhält.

Schwierigkeitsgrad 4

Aufgabe 5 (Seite 1 von 2)

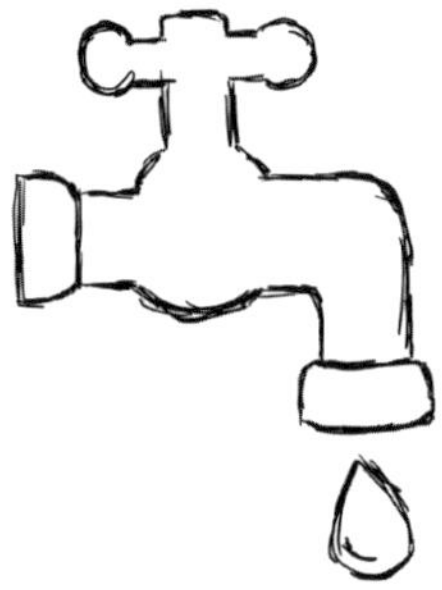

Ein Arbeitstag bei der Sanitärtechnik

Frau Büchel arbeitet als Sanitär- und Versorgungstechnikerin. Heute hat sie mehrere Außendiensttermine mit unterschiedlichen Aufträgen zu erledigen. Sie ist gemeinsam mit ihrem Auszubildenen unterwegs.
Ihr Arbeitstag beginnt um 8:00 Uhr in der Sanitärfirma. Sie benötigt die ersten 30 min um sich umzuziehen, das Auto zu packen und den Tagesplan für den Tag vom Büro abholen. Danach fährt sie zu ihrem ersten Termin im Museum. Im Museum soll sie zwischen 8:30 Uhr und 10:00 Uhr sein, damit der defekte Abfluss repariert werden kann bevor das Museum öffnet. Sie plant dafür 45 min ein. Um 12 Uhr hat sie einen Termin bei Familie Hoxha, bei denen ein Heizkörper in der Wohnung nicht mehr warm wird. Für die Reparatur hat sie 45 min eingeplant. In der Bankfiliale wird das Wasser aus ungeklärter Ursache nicht mehr warm. Damit sie Zeit hat die Ursache zu finden, plant sie 60 min ein. Der Termin soll vor 12:00 Uhr stattfinden. Das Restaurant wünscht sich einen Umbau der Gästetoilette. Heute sollen die Umbauwünsche des Restaurants besprochen werden. Der Termin soll vor der Öffnung des Restaurants um 14:00 Uhr stattfinden. Für die Besichtigung der Örtlichkeiten sind 45 min eingeplant. In der Buchhandlung hat sie um 10:00 Uhr einen Termin zum Austausch der Wasserzähler. Dafür benötigt sie 30 min.

Die Termine erledigt sie ohne Pause und fährt erst danach wieder in die Firma.

- In welcher Reihenfolge sollte Frau Büchel die Termine abarbeiten, so dass sie vor 15:00 Uhr zurück in der Sanitärfirma ist?

Fortsetzung Seite 99

Bitte beachten Sie die folgenden Wegzeiten:

von der Sanitärfirma		**von der Buchhandlung**		**von Familie Hoxha**	
zum Restaurant	10 min	zur Sanitärfirma	20 min	zur Sanitärfirma	10 min
zur Buchhandlung	20 min	zum Restaurant	15 min	zum Restaurant	20 min
zum Museum	15 min	zum Museum	30 min	zur Buchhandlung	40 min
zu Familie Hoxha	10 min	zu Familie Hoxha	40 min	zum Museum	15 min
zur Bankfiliale	35 min	zur Bankfiliale	10 min	zur Bankfiliale	20 min
vom Restaurant		**vom Museum**		**von der Bankfiliale**	
zur Sanitärfirma	10 min	zur Sanitärfirma	15 min	zur Sanitärfirma	35 min
zur Buchhandlung	15 min	zum Restaurant	30 min	zum Restaurant	10 min
zum Museum	30 min	zur Buchhandlung	30 min	zur Buchhandlung	10 min
zu Familie Hoxha	20 min	zu Familie Hoxha	15 min	zum Museum	40 min
zur Bankfiliale	10 min	zur Bankfiliale	40 min	zu Familie Hoxha	20 min

Vorlage für den Terminplan:

Ort	**Beginn**	**Ende**	**Wegzeit**
Sanitärfirma			
Museum			
Buchhandlung			
Bankfiliale			
Familie Hoxha			
Restaurant			

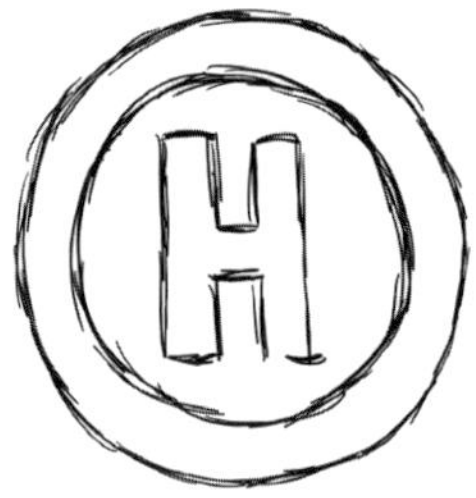

Mit dem Bus zur Arbeit

Herr Kaliov fährt mit dem Bus zur Arbeit. Die Stadt hat die Buslinien und die Busfahrpläne dieses Jahr geändert. So muss Herr Kaliov herausfinden, wie er nun am geschicktesten zur Arbeit kommt. Sein Arbeitstag beginnt um 8:30 Uhr. Auf seinem Weg zur Arbeit steigt er zuerst in die Linie 324 an der Haltestelle Langes Tal ein. Dann fährt er bis zur Haltestelle Marktplatz und steigt dort in die Linie 128 um. Von dort aus fährt er bis zur Haltestelle Neuer Hof und geht dann das letzte Stück zu Fuß zur Firma.
Mit der Linie 128 ist er 6 min unterwegs von der Haltestelle Marktplatz zur Haltestelle Neuer Hof. Von zu Hause aus plant er 13 min zur Haltestelle Langes Tal ein, so dass er den Bus sicher bekommt. Von der Haltestelle Neuer Hof benötigt er ungefähr 7 min Fußweg zur Firma. Mit dem Bus der Linie 324 ist er von Haltestelle Langes Tal bis zur Haltestelle Marktplatz 5 min unterwegs.

Fahrpläne der Busse

Linie 324 Haltestelle Langes Tal

Uhrzeit (Abfahrt)	Montag – Freitag	Samstag, Sonn- und Feiertag
6:00 – 8:00	10 / 30 / 50	-
8:00 – 16:00	03 / 13 / 23 / 33 / 43 / 53	10 / 25 / 40 / 55
16:00 – 22:00	00 / 15 / 30 / 45	00 / 30

Linie 128 Haltestelle Marktplatz

Uhrzeit (Abfahrt)	Montag – Freitag	Samstag, Sonn- und Feiertag
5:00 – 8:00	00 / 20 / 40	-
8:00 – 12:00	01 / 11 / 21 / 31 / 41 / 51	03 / 23 / 43
12:00 – 18:00	05 / 25 / 45	17 / 47
18:00 – 24:00	12 / 42	-

Fortsetzung Seite 101

- Wann muss Herr Kaliov von Zuhause losgehen, wenn er mindestens 5 und maximal 10 min vor Arbeitsbeginn in der Firma sein möchte?
- Wie lange wartet er an der Haltestelle Marktplatz auf die Linie 128?
- Wie lange ist er insgesamt unterwegs?
- Wäre Herr Kaliov schneller, wenn er mit dem Rad fahren würde? Er benötigt mit dem Rad 20 min.

Schwierigkeitsgrad 4

Aufgabe 7 (Seite 1 von 2)

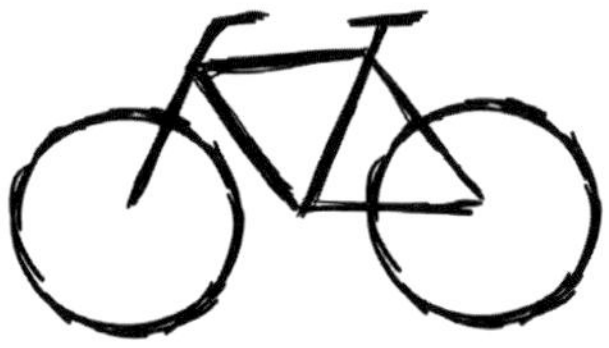

Ein aktiver Morgen

Frau Ruya ist ein aktiver Mensch. Sie hat gelernt, dass sie ausgeglichener zur Arbeit kommt, wenn sie morgens Rad fährt. Bevor sie sich aufs Rad schwingen kann, benötigt sie 5 min zum Umziehen. Nach dem Aufwachen schaut sie die ersten 10 min in ihre Social Media Accounts und informiert sich über Neuigkeiten. Sie plant bei ihrer kleinen Fahrradrunde einen Stopp bei der Bäckerei ein, welche um 7:00 Uhr öffnet. Der Einkauf dauert ca. 5 min. Der Hinweg zur Bäckerei dauert 20 min. Mit ihrem Partner frühstückt sie anschließend zusammen. Bevor sie frühstücken, macht Frau Ruya ihre Morgentoilette (Dauer 25 min). Für das Frühstück nimmt sich das Paar 30 min Zeit, um entspannt den Morgen zu beginnen. Wichtig ist, dass beide gemeinsam um 8:30 Uhr von zu Hause losfahren. Für den Rückweg von der Bäckerei nach Hause nimmt sie den kurzen Weg, welcher 10 min dauert. Bevor das Paar losfahren kann, muss es noch den Frühstückstisch abräumen, Zähne putzen und ihre Taschen packen. Das dauert ca. 15 min. Ein Stück des Weges können sie gemeinsam im Auto zurücklegen, nach 15 Minuten setzt Frau Ruya ihren Partner bei der Arbeit ab und fährt dann weitere 15 Minuten bis zu Ihrer Arbeitsstelle

- Wann muss Frau Ruya aufstehen, so dass sie es schafft Rad zu fahren und Brötchen zu holen?
- Wann ist Frau Ruya bei der Arbeit?
- Wie sieht der Zeitplan von Frau Ruya aus, wenn alles nach Plan verläuft?

Fortsetzung Seite 103

Schwierigkeitsgrad 4

Aufgabe 7 (Seite 2 von 2)

Uhrzeit		Aufgabe
Beginn	**Ende**	

Schwierigkeitsgrad 4

Aufgabe 8

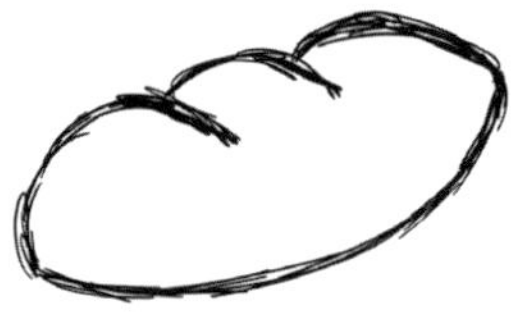

In der Bäckerei

Das Team der Bäckerei Lange hat entschieden, die Brötchenauswahl zu verändern. Dazu ist es notwendig eine Analyse der beliebten Brötchensorten zu erstellen. In der nachfolgenden Tabelle wurde die Anzahl der Brötchen zu Arbeitsbeginn und bei Ladenschluss erfasst. Ihre Aufgabe ist es, die benötigten Brötchenmengen auszurechnen.
Das Team möchte die Sorten behalten, von denen sie mehr als 25 Stück am Tag verkaufen. Entsprechend des Verkaufs soll der Brötchenbestand angepasst werden.

Die Kriterien für die Anpassung lauten wie folgt:

- Weniger als 25 verkaufte Brötchen: aus dem Sortiment nehmen
- Zwischen 25 – 30 verkaufte Brötchen: Bestand zu Arbeitsbeginn anpassen auf 35
- Zwischen 30 – 35 verkaufte Brötchen: Bestand zu Arbeitsbeginn anpassen auf 40
- Zwischen 35 – 40 verkaufte Brötchen: Bestand zu Arbeitsbeginn anpassen auf 45
- Zwischen 40 – 50 verkaufte Brötchen: Bestand zu Arbeitsbeginn anpassen auf 55

Ware	**Bestand 7:00 Uhr**	**Bestand 20:00 Uhr**	**verkaufte Brötchen**	**angepasster Bestand**
Mehrkornbrötchen				
Kürbiskernbrötchen				
Weizenbrötchen				
Dinkelbrötchen				
Roggenbrötchen				
Zwiebelbrötchen				
Käsebrötchen				
Kartoffelbrötchen				
Mohnbrötchen				
Sesambrötchen				

- Stellen Sie für jede Brötchensorte fest, ob und wie der Bestand angepasst werden soll.

Schwierigkeitsgrad 4

Aufgabe 9 (Seite 1 von 2)

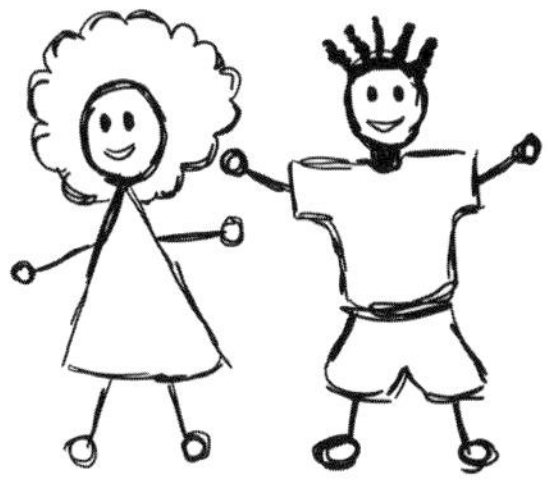

Ein Arbeitstag im Kindergarten

Herr Hernando arbeitet als Erzieher in einem Kindergarten. Seine Aufgabe ist es, mit den Kindern den Tag zu gestalten. Dabei muss er sehr unterschiedliche Aufgaben erledigen. Sein Arbeitstag beginnt um 7:30 Uhr.

Aufgaben:

- Er beginnt seinen Tag damit, die Kinder zu begrüßen und kurze Gespräche mit den Eltern zu führen. Dafür sind 30 min eingeplant, bis alle Kinder angekommen sind
- Im Laufe des Arbeitstages hat er Anrecht auf eine Pause von 30 min
- Nach dem Mittagsschlaf ziehen sich die Kinder um, und alle räumen gemeinsam den Raum auf. Das dauert ungefähr 15 min
- Das Frühstück endet um 9:00 Uhr und dauert 60 min
- Das Mittagessen beginnt um 12:00 Uhr und dauert ebenfalls 60 min
- Bevor die Kinder abgeholt werden, wird ein Obstteller bereitgestellt. Für die Vorbereitung sind 30 min eingeplant
- Nach dem Mittag sollen die Kinder einen Mittagsschlaf halten. Dafür sind 60 min vorgesehen. In dieser Zeit bespricht Herr Hernando mit seinen Kolleg*innen die Ereignisse des Tages
- Bis 16:00 Uhr müssen alle Kinder abgeholt sein. Die Abholzeit beginnt bereits 75 min vor dem Ende der Schließzeit um 16 Uhr.
- Nach dem gemeinsamen Frühstück sind 45 min für wissenschaftliche Experimente mit den Kinder geplant.
- Vor dem Mittag haben die Kinder 105 min Zeit für freies Spiel. In dieser Zeit erledigt Herr Hernando Büroaufgaben. Das soll bis 11:30 Uhr erfolgen
- Er nutzt meistens die 30 min vor dem Mittag, um seine Pause zu machen

Fortsetzung Seite 106

- Wie sieht der Tagesplan von Herrn Hernando aus?

Uhrzeit		Aufgabe
Beginn	**Ende**	

Schwierigkeitsgrad 4

Aufgabe 10

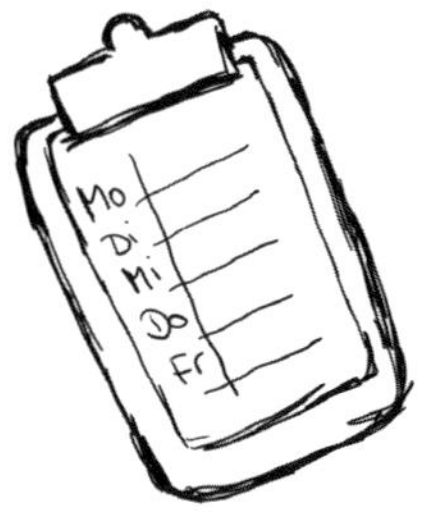

Dienstplan

Derzeit gibt es einen hohen Krankenstand in Ihrem Unternehmen. Sie sind für die Planung des Dienstplanes zuständig. Da Sie unterbesetzt sind, das Geschäft aber weiterlaufen muss, sollen nun die verbliebenden Mitarbeiterinnen und Mitarbeiter zusätzliche Schichten übernehmen. Die Mitarbeiterinnen und Mitarbeiter wurden befragt, an welchen Tagen und zu welchen Zeiten sie die Zusatzschichten übernehmen können. Ziel ist es, ihre Wünsche zu berücksichtigen.

Bitte stellen Sie den Dienstplan zusammen und berücksichtigen Sie dabei folgende gewünschte Arbeitszeiten:

- Frau Domsch: Spätschicht, aber nicht Dienstag und Freitag
- Frau Radaz: alles möglich, außer Montag
- Herr Jonsson: Montag bis Freitag Frühschicht möglich
- Frau López Díaz: nur Mittwoch Frühschicht möglich
- Herr Papadopoulos: Frühschicht, aber nur Donnerstag oder Freitag
- Herr Jean-Michel: immer Frühschicht, außer Dienstag, Mittwoch und Freitag
- Frau Ivanov: Frühschicht, aber nur Montag und Mittwoch
- Herr Toacă: nicht Dienstag, ansonsten Spätschicht möglich
- Herr Govart: am selben Tag wie Herr Jean-Michel
- Frau Harden: nur Dienstag Spätschicht möglich

	Montag	**Dienstag**	**Mittwoch**	**Donnerstag**	**Freitag**
Frühschicht					
Spätschicht					

Lösungen

Schwierigkeitsgrad 4

Schwierigkeitsgrad 4 – Aufgabe 1: Familienfeier

So sieht der morgige Nachmittag von Herrn Büchel aus:

Uhrzeit		Aufgabe
Beginn	Ende	
13:00	14:45	Einkaufen und nach Hause fahren
14:45	15:00	Einkauf auspacken
15:00	15:30	Wäsche abnehmen und zusammenlegen
15:30	16:00	Fahrt zum Fitnessstudio
16:00	17:30	Fitnessstudio
17:30	18:00	Fahrt nach Hause
18:00	18:35	Duschen und Anziehen
18:35	19:00	Austausch mit Mann
19:00	19:25	zur Familienfeier fahren

Herr Büchel und sein Mann werden 5 min zu früh kommen.

Schwierigkeitsgrad 4 – Aufgabe 2: Geld für Gutscheinkarten

Es sollen neue Gutscheinkarten gekauft werden, wenn der Bestand unter 500,00 € sinkt. Dann werden für 500,00 € neue Gutscheinkarten gekauft. Ausgangsbestand sind 1.500,00 €.

Wert der Gutscheine	Montag		Dienstag		Mittwoch		Donnerstag		Freitag	
	Anzahl Verbrauch	Summe in €	Anzahl Verbrauch	Summe in €	Anzahl Verbrauch	Summe in €	Anzahl Verbrauch	Summe in €	Anzahl Verbrauch	Summe in €
5,00 €	10	50,00	-	-	10	50,00	-	-	-	-
10,00 €	20	200,00	11	110,00	2	20,00	1	10,00	3	30,00
20,00 €	20	400,00	15	300,00	-	-	-	-	5	100,00
25,00 €	10	250,00	-	-	10	250,00	2	50,00	-	-
35,00€	3	105.00	2	70,00	-	-	2	70,00	1	35,00
50,00€	-	-	2	100,00	4	200,00	1	50,00	2	100,00
Summe		1.005,00		580,00		520,00		180,00		265,00
Differenz		1.500,00- 1.005,00 = 495,00		995,00 - 580,00 = 415,00		915,00 - 520,00 = 395,00		895,00 - 180,00 = 715,00		715,00 - 265,00 = 450,00
Zu kaufen		500,00		500,00		500,00				500,00
Neuer Bestand		995,00		915,00		895,00		715,00		950,00

Es werden an 3 Tagen (Montag, Dienstag, Mittwoch und Freitag) Gutscheinkarten im Wert von jeweils 500,00 € (insgesamt 2.000,00 €) gekauft.

Der Bestand am Ende der Woche beträgt 450,00 €.
Das wöchentliche Gesamtbudget von 1.500,00 € reicht nicht aus.

Schwierigkeitsgrad 4 – Aufgabe 3: Den freien Tag genießen

So sieht die Terminplanung aus:

Ankunft	Abfahrt	Ort	Wegzeit
-	9:00 Uhr	zu Hause	30 min
9:30 Uhr	10:30 Uhr	Pilates	15 min
10:45 Uhr	11:30 Uhr	Kaffeetrinken mit Freundin	30 min
12:00 Uhr	12:40 Uhr	Mittag beim Lieblingsitaliener	30 min
13:10 Uhr	14:00 Uhr	Insekten-Ausstellung im Museum	10 min
14:10 Uhr	15:10 Uhr	Erledigungen in der Stadt	-

Schwierigkeitsgrad 4 – Aufgabe 4: Das Einkaufszentrum

Diese Mitarbeitenden arbeiten ganztags: C, D, E, F, G, H, I, J.

Diese Mitarbeitenden arbeiten halbtags: A, B.

In der Tabelle wird eine Lösung von mehreren möglichen Lösungen dargestellt.

	Abteilung 1	**Abteilung 2**	**Abteilung 3**	**Abteilung 4**	**Abteilung 5**
10:00 Uhr – 11:00 Uhr	C	D	E	G	I
11:00 Uhr – 12:00 Uhr	C	D	F	H	I
12:00 Uhr – 13:00 Uhr	C	E	F	G	I
13:00 Uhr – 14:00 Uhr	D	E	F	G	H
14:00 Uhr – 15:00 Uhr	D	E	C	G	H
15:00 Uhr – 16:00 Uhr	A	B	C	F	H
16:00 Uhr – 17:00 Uhr	A	B	D	F	I
17:00 Uhr – 18:00 Uhr	A	B	E	G	H

Es werden insgesamt 40 Arbeitsstunden geleistet.

Werden 400,00 € aufgeteilt auf 40 Stunden, ergeben sich 10,00 € für jede Person pro Stunde.

- Die Mitarbeitenden A und B arbeiten jeweils 3 Stunden pro Tag und erhalten somit 30,00 € pro Tag, d. h. 300,00 € in 10 Tagen.
- Die/der Mitarbeitende I arbeitet 4 Stunden pro Tag und erhält somit 40,00 € pro Tag, d. h. 400,00 € in 10 Tagen.
- Die Mitarbeitenden C, D, E, F, G und H arbeiten jeweils 5 Stunden pro Tag und erhalten somit 50,00 € pro Tag, d. h. 500,00 € in 10 Tagen.

Schwierigkeitsgrad 4 – Aufgabe 5: Arbeitstag bei der Sanitärtechnik

Der Terminplan von Frau Büchel:

Ort	Beginn	Ende	Wegzeit
Sanitärfirma	8:00 Uhr	8:30 Uhr	15 min
Museum	8:45 Uhr	9:30 Uhr	30 min
Buchhandlung	10:00 Uhr	10:30 Uhr	10 min
Bankfiliale	10:40 Uhr	11:40 Uhr	20 min
Familie Hoxha	12:00 Uhr	12:45 Uhr	20 min
Restaurant	13:05 Uhr	13:50 Uhr	10 min
Sanitärfirma	14:00 Uhr		

Schwierigkeitsgrad 4 – Aufgabe 6: Mit dem Bus zur Arbeit

Der Fahrplan von Herr Kaliov sieht folgendermaßen aus:

Ort	Zeit
Start zu Hause	7:50 Uhr
Haltestelle Langes Tal ab	8:03 Uhr
Haltestelle Marktplatz an	8:08 Uhr
Haltestelle Marktplatz ab	8:11 Uhr
Haltestelle Neuer Hof an	8:17 Uhr
Ankunft bei der Firma	8:24 Uhr

- Herr Kaliov müsste um 7:50 Uhr von zu Hause losgehen
- Er wartet an der Haltestelle Marktplatz auf die Linie 128 3 min
- Er ist insgesamt 34 min unterwegs
- Mit dem Rad wäre er schneller

Schwierigkeitsgrad 4 – Aufgabe 7: Ein aktiver Morgen

Der ideale Zeitplan sieht aus wie folgt:

Uhrzeit		Aufgabe
Beginn	**Ende**	
6:30 Uhr	6:40 Uhr	Am Handy Nachrichten lesen und Social Media checken
6:40 Uhr	6:45 Uhr	Umziehen
6:45 Uhr	7:05 Uhr	Fahrrad fahren bis zur Bäckerei (langer Weg)
7:05 Uhr	7:10 Uhr	Bei der Bäckerei einkaufen
7:10 Uhr	7:20 Uhr	Von der Bäckerei nach Hause fahren (kurzer Weg)
7:20 Uhr	7:45 Uhr	Morgentoilette
7:45 Uhr	8:15 Uhr	Gemeinsam mit Partner frühstücken
8:15 Uhr	8:30 Uhr	Tisch abräumen, Zähne putzen, Tasche packen
8:30 Uhr	8:45 Uhr	Partner zur Arbeit fahren
8:45 Uhr	9:00 Uhr	Selbst zur Arbeit fahren

Frau Ruya muss um 6:30 Uhr aufstehen, wenn sie morgens Rad fahren möchte.

Sie ist um 9:00 Uhr bei ihrer Arbeitsstelle.

Schwierigkeitsgrad 4 – Aufgabe 8: In der Bäckerei

Ware	Bestand 7:00 Uhr	Bestand 20:00 Uhr	verkaufte Brötchen	angepasster Bestand
Mehrkornbrötchen	35	3	**32**	**40**
Kürbiskernbrötchen	40	6	**34**	**40**
Weizenbrötchen	60	13	**47**	**55**
Dinkelbrötchen	30	5	**25**	**35**
Roggenbrötchen	50	5	**45**	**55**
Zwiebelbrötchen	25	1	**24**	
Käsebrötchen	40	2	**38**	**45**
Kartoffelbrötchen	30	9	**21**	
Mohnbrötchen	35	7	**28**	**35**
Sesambrötchen	40	8	**32**	**40**

Schwierigkeitsgrad 4 – Aufgabe 9: Ein Arbeitstag im Kindergarten

Uhrzeit		Aufgabe
Beginn	**Ende**	
7:30 Uhr	8:00 Uhr	Begrüßen der Kinder, Gespräche mit Eltern
8:00 Uhr	9:00 Uhr	Gemeinsames Frühstück
9:00 Uhr	9:45 Uhr	Wissenschaftliche Experimente
9:45 Uhr	11:30 Uhr	Büroaufgaben für Herr Hernando, freies Spiel
11:30 Uhr	12:00 Uhr	Pause
12:00 Uhr	13:00 Uhr	Gemeinsames Mittagessen
13:00 Uhr	14:00 Uhr	Mittagsschlaf der Kinder und Zeit, um mit den Kolleginnen und Kollegen zu sprechen
14:00 Uhr	14:15 Uhr	Aufstehen und Anziehen der Kinder, Räume aufräumen nach dem Mittagsschlaf
14:15 Uhr	14:45 Uhr	Obstteller vorbereiten
14:45 Uhr	16:00 Uhr	Abholzeit

Schwierigkeitsgrad 4 – Aufgabe 10: Dienstplan

Es sind mehrere Lösungen möglich.

Die Verteilung der Zusatzschichten könnte wie folgt aussehen:

	Montag	Dienstag	Mittwoch	Donnerstag	Freitag
Frühschicht	Ivanov	Jonsson	López Díaz	Jean-Michel	Papadopoulos
Spätschicht	Domsch	Harden	Toacă	Govart	Radaz

Aufgaben zum planerischen Denken

Planungsaufgaben Schwierigkeitsgrad 5

Instruktion:

Auf den Arbeitsblättern werden Ihnen Textaufgaben mit einigen Fragen dazu präsentiert. Bitte lesen Sie den Text aufmerksam durch und beantworten Sie die entsprechenden Fragen sorgfältig.

Um die Fragen zu beantworten, ist es sinnvoll, einen Ablaufplan zu erstellen. Einige der Planungsaufgaben erfordern die Berücksichtigung von Wegzeiten. Es kann hilfreich sein, sich einen Lageplan anzufertigen.

Lesen Sie bitte zunächst die gesamte Aufgabe durch. Markieren Sie anschließend die relevanten Informationen. Erst dann beantworten Sie die Fragen.

Schwierigkeitsgrad 5

Aufgabe 1

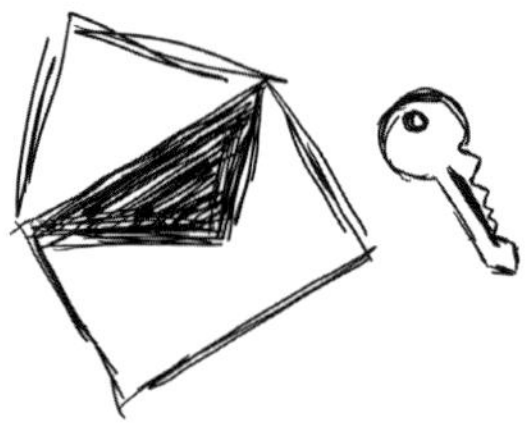

Arbeiten bei der Wohnungsbaugesellschaft

Frau Tulkov arbeitet für eine Wohnungsbaugesellschaft. Sie hat die Verantwortung für ein Wohngebiet mit mehreren Tausend Bewohnerinnen und Bewohnern.
Heute hat sie vor sich zum Mittagessen mit ihrer Tochter zu treffen. Ihr Tag beginnt mit dem Lesen der neu eingetroffenen Mails. Sie kümmert sich um die Anliegen der Bewohnerinnen und Bewohner. Da sie viele Mails bekommt, plant sie für deren Bearbeitung 60 min ein. Heute hat sie einen Termin mit Frau Kuji zu einer Wohnungsbesichtigung. Treffpunkt ist um 10:15 Uhr vor der Wohnung. Für den Hin- und Rückweg muss sie 10 min einplanen. Bevor sie zu dem Termin mit Frau Kuji geht, will sie mit dem zuständigen Hausmeister in dem Wohngebiet telefonieren. Sie informiert ihn in dem Gespräch über neu hinzugekommene Aufgaben für ihn. Dafür benötigen die beiden 20 min.
Nachdem sie ihre Mails beantwortet hat, telefoniert sie mit der Schädlingsbekämpfung und erteilt neue Aufträge für einige Wohnungen. Dafür plant sie 15 min ein. Direkt danach telefoniert sie noch mit der Sanitär- und Heizungstechnik, um neue Aufträge zu vergeben. Dafür plant sie 30 min ein. Diesen Vormittag hat sie einen weiteren Termin. Um 11:30 Uhr kommt Familie Dyvorzik in ihr Büro und möchte den Mietvertrag unterschreiben. Danach gehen sie gemeinsam zur Wohnungsübergabe. Dafür benötigen sie insgesamt 45 min. Vor dem Termin plant sie 35 min ein, um den neuen Mietvertrag zu erstellen. Nach dem Treffen benötigt sie noch 15 min in der Geschäftsstelle, um die Unterlagen abzulegen. Anschließend kann sie zum Mittagessen mit ihrer Tochter gehen.

- Wann kann Frau Tulkov mit ihrer Tochter essen gehen?
- Wie sieht der vollständige Plan für den Vormittag aus?

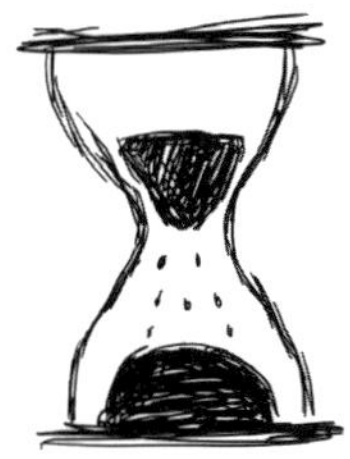

Ein freier Tag

Herr Walles hat heute seinen freien Tag. Diesen nutzt er, um einige Dinge zu erledigen und mal wieder etwas für sich selbst zu tun. Deshalb möchte er ein Zeitfenster zur freien Verfügung lassen, die er zu Hause verbringen möchte. Wie könnte sein Tag aussehen?
Bitte erstellen Sie für Herrn Walles einen Plan. Berücksichtigen Sie bitte dabei die Wegzeiten sowie Beginn und Dauer der Termine. Mehrere Antworten sind möglich.

Termine:

Barbier	Dauer: 35 min	Zeit: 10:30 Uhr
Kinder zum Kindergarten bringen	Dauer: 15 min	Zeit: 7:45 Uhr
Zahnärztin	Dauer: 40 min	Zeit: 8:00 Uhr – 12:30 Uhr
Blutplasma spenden	Dauer: 55 min	Zeit: 8:00 Uhr – 20:00 Uhr
Restaurant	Dauer: 40 min	Zeit: 11:00 Uhr – 14:00 Uhr

Fortsetzung Seite 118

Aufgabe 2 (Seite 2 von 2)

Wegezeiten:

von zu Hause		von der Zahnärztin	
zur Zahnärztin	10 min	nach Hause	10 min
zur Blutplasmaspende	20 min	zur Blutplasmaspende	15 min
zum Kindergarten	15 min	zum Kindergarten	20 min
zum Barbier	10 min	zum Barbier	35 min
zum Restaurant	35 min	zum Restaurant	10 min
vom Kindergarten		**vom Barbier**	
zur Zahnärztin	20 min	zur Zahnärztin	35 min
zur Blutplasmaspende	15 min	zur Blutplasmaspende	10 min
nach Hause	15 min	zum Kindergarten	30 min
zum Barbier	30 min	nach Hause	10 min
zum Restaurant	10 min	zum Restaurant	40 min
von der Blutplasmaspende		**vom Restaurant**	
zur Zahnärztin	15 min	zur Zahnärztin	10 min
nach Hause	20 min	zur Blutplasmaspende	15 min
zum Kindergarten	15 min	zum Kindergarten	10 min
zum Barbier	10 min	zum Barbier	40 min
zum Restaurant	15 min	nach Hause	35 min

Schwierigkeitsgrad 5

Aufgabe 3

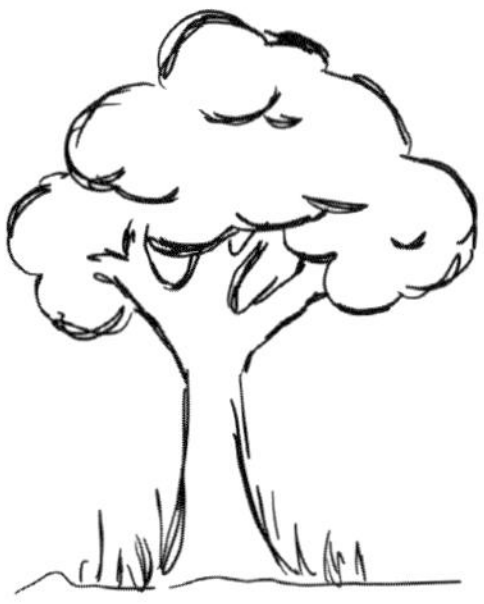

Beim Garten- und Landschaftsbau

Frau Lin möchte den Arbeitstag gemeinsam ihrem Team planen. Sie arbeiten in einem Garten- und Landschaftsbaubetrieb. Ihr Arbeitstag beginnt um 8:00 Uhr. Sie pflegen die Pflanzen in der Stadt und von Privatpersonen. Sie haben heute Folgendes zu tun:

- Zu Beginn des Tages werden die Mitarbeitenden auf die Autos verteilt und letzte Absprachen getroffen. Dafür benötigt sie ungefähr 15 min.
- Die Begrünung des Geländes der Baufirma findet am Nachmittag nach dem Termin bei Familie Hennis statt. Dort sind die Mitarbeitenden 60 min beschäftigt.
- Die Mittagspause ist ein fester Bestandteil des Tages und dauert 60 min. Je nachdem, wie sie mit den Aufträgen fertig werden, beginnt sie zwischen 11:30 Uhr und 12:30 Uhr.
- Am Nachmittag ist der letzte Termin, bevor sie zur Firma zurückfahren, bei Frau Wilczek. Mit ihr soll in 30 min der neue Auftrag besprochen werden.
- Am Ende des Arbeitstages sind noch 15 min eingeplant, um das Auto aufzuräumen und im Büro die Papiere abzugeben. Danach beginnt der Feierabend.
- Der Vormittag ist für Aufträge von der Stadt reserviert. Zu diesen Terminen zählt die Blumenpflege am Hauptbahnhof. Dafür benötigt das Team 1 h 15 min.
- Bevor sie am Nachmittag zu ihrem Auftrag bei der Baufirma fahren, fahren sie zu Familie Hennis. Sie sollen die Bäume beschneiden (Dauer 45 min).
- Vor der Mittagspause sollen sie im Stadtpark die Rasenflächen mähen. Das dauert ca. 90 min.
- Am Nachmittag werden die Aufträge von Privatpersonen erledigt. Als Erstes haben sie einen 30-minütigen Termin bei Herrn Lovoc zur Besprechung seines Auftrags.
- Nachdem sie sich um die Pflanzen am Hauptbahnhof gekümmert haben, geht es weiter in den Stadtpark. Dort ist die Pflanzenpflege mit einer Dauer von 60 min vorgesehen.
- Wie sieht der Tagesplan von Frau Lin und ihrem Team aus?

Schwierigkeitsgrad 5

Aufgabe 4

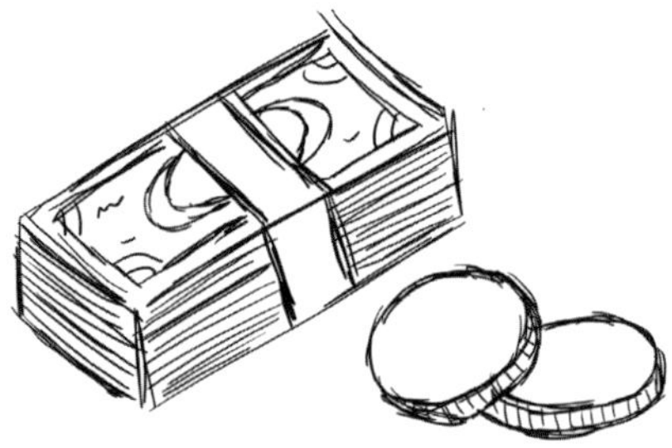

Im Drogeriemarkt

Im Drogeriemarkt sollen die Kassen kontinuierlich von den Mitarbeiter*innen besetzt sein. Es gibt dabei grundlegende Vereinbarungen:

Während dieser Zeit sollen mindestens 2 Kassen besetzt werden:

- 10:00 – 21:00 Uhr

Während folgender Zeiten sollen 3 Kassen besetzt werden:

- 11:00 Uhr – 12:00 Uhr
- 14:00 Uhr – 16:00 Uhr
- 17:00 Uhr – 19:00 Uhr

Für die Besetzung der Kassen stehen 5 Fachkräfte (A – F) und 3 Auszubildende (X, Y, Z) zur Verfügung.

- Jede Fachkraft darf jeden Tag maximal 4 Stunden an der Kasse sitzen. Nach spätestens 2 Stunden muss eine Pause von mindestens einer Stunde erfolgen
- Die Auszubildenden dürfen pro Tag max. 2 Stunden an der Kasse sitzen
- Es darf nur eine Kasse von einem Auszubildenden besetzt sein. Die anderen Kassen müssen von Fachkräften besetzt sein.

Alle Angestellten bekommen für die Zeit an der Kasse eine Sonderzulage von insgesamt 270,00 €. Der Betrag wird anhand der geleisteten Stunden aufgeteilt. Dabei sind alle gleichberechtigt.

- Bitte erstellen Sie einen Plan für die Besetzung der Kassen
- Bitte berechnen Sie die Sonderzulage für 15 Tage. Gehen Sie davon aus, dass die Zeiten an der Kasse jeden Tag gleich bleiben

Schwierigkeitsgrad 5

Aufgabe 5

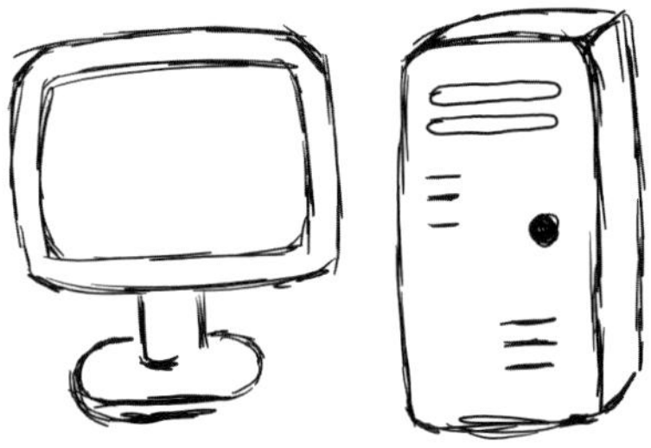

Im Homeoffice

Frau Ovingh arbeitet als Ingenieurin für einen Automobilkonzern. Heute hat sie geplant im Homeoffice zu arbeiten.
Vor dem Tag im Homeoffice frühstückt Frau Ovingh mit ihrer Familie. Gegen 8:15 Uhr sind alle aus dem Haus. Um 10:00 Uhr hat sie ihr erstes Online Meeting mit einem Zulieferer. Für das Meeting sind 90 min veranschlagt worden. Am Nachmittag hat sie um 14:30 Uhr ein weiteres Online Meeting mit dem Team eines Zulieferers. Für das zweite Meeting sind 120 min eingeplant. Nach dem Meeting am Nachmittag ist ihr Mann wieder zu Hause.
Für die Absprachen mit Ihrem Mann sind 15 min vorgesehen. Da sie einen sportlichen Ausgleich von ihrem Job benötigt, geht sie abends 45 min Laufen. Bevor sie jedoch Laufen geht, geht sie 30 min mit dem Hund spazieren. Bevor Frau Ovingh mit ihrer Arbeit am Morgen beginnt, nimmt sie sich 15 min, um zu meditieren. Nach dem ersten Online-Team-Meeting muss Sie ein Konzept Korrektur lesen, was ca. 15 min dauern wird. Am Vormittag kümmert sie sich um die Beantwortung von Mails und führt die anstehenden Telefonate. Dafür plant sie 90 min ein. Zwei Stunden vor dem Online Meeting mit dem Team am Nachmittag beginnt sie an ihrem neuen Projekt zu arbeiten. Damit ist sie 120 min beschäftigt. Im Anschluss an das Korrekturlesen kocht sie das Mittagessen. Das Kochen und Essen dauert insgesamt 30 min. Zum Abendbrot trifft sich die ganze Familie. Meistens sitzen sie 45 min zusammen und berichten von ihren Erlebnissen des Tages.

- Wie kann der Tagesablauf von Frau Ovingh aussehen, wenn sie um 7:30 Uhr mit dem Frühstück beginnt?
- Hat sie zwischendurch die Möglichkeit eine Pause zu machen? Falls ja, wann?

Schwierigkeitsgrad 5

Aufgabe 6

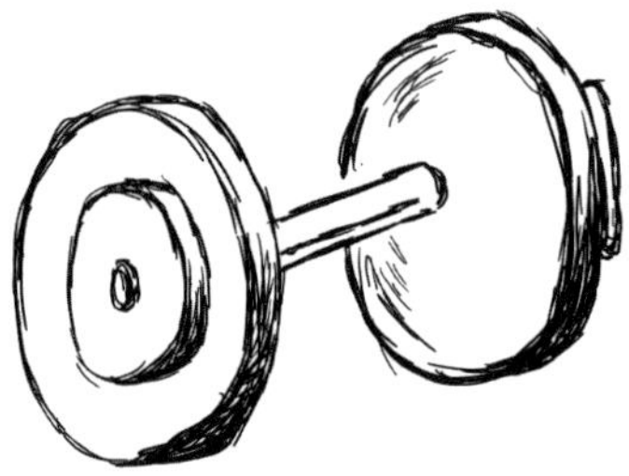

Im Fitnessstudio

Frau Losson arbeitet in einem Fitnessstudio und übernimmt hier vielfältige Aufgaben. Heute ist sie für die Frühschicht eingeteilt und beginnt ihren Arbeitstag um 7:00 Uhr.
Die ersten zwei Stunden von ihrem Arbeitstag verbringt sie am Informationsschalter und begrüßt ankommende Mitglieder und hilft bei Fragen und Neuanmeldungen weiter. Im Laufe des Tages hat sie ein zweites Mal eine Schicht am Informationsschalter. Dort beginnt sie um 12:00 Uhr für eine Stunde. Außerdem leitet sie drei Fitness Kurse an. Sie übernimmt die Kurse: „Cardio“, „Pilates“ und „Fit in den Morgen“. Der Pilates und der Cardio Kurs finden am Nachmittag direkt hintereinander nach ihrer zweiten Pause statt. Sie beginnen um 13:45 Uhr. Jeder Kurs dauert 45 min. Für die beiden Nachmittagskurse gibt es eine gemeinsame Vorbereitungszeit von 15 min. Nach dem ersten Kurs „Fit in den Morgen“ muss der Raum aufgeräumt werden, dafür hat sie 15 min eingeplant. Nach dem Cardio Kurs hat sie Feierabend.
Um 10:20 Uhr hat sie einen Termin mit einem neuen Mitglied im Fitnessstudio. Sie wird mit dieser Person einen individuellen Trainingsplan erstellen und eine Einführung in die Gerätenutzung geben. Dafür hat sie 40 min eingeplant. Zudem hat sie heute zwei Pausen eingeplant. Die zweite Pause macht sie bevor sie den Raum für die zwei letzten Kurse vorbereitet. Die erste Pause dauert 20 min und findet nach dem Aufräumen vom Kursraum nach dem „Fit in den Morgen“-Kurs statt und bevor sie den Termin mit dem neuen Mitglied hat. Nachdem sie das neue Mitglied eingewiesen hat, übernimmt sie 1 h lang die Betreuung der Gäste im Geräteraum.

- Wie sieht der Arbeitstag von Frau Losson aus?

Aufgabe 7 (Seite 1 von 2)

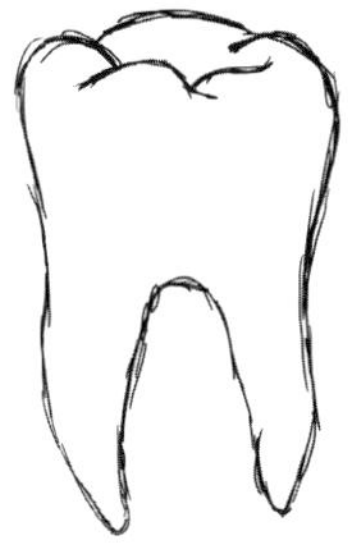

Zahngesundheit in der Schule

Jedes Jahr kommt eine Zahnärztin für eine zahnärztliche Untersuchung in die Grundschule am Weserberg. Damit es nicht zu Wartezeiten kommt, bedarf es einer guten Planung. Die Zahnärztin kommt am Vormittag und hat für jeden Tag 3 Termine à 30 min eingeplant. In 30 min kann sie 10 Kinder untersuchen. Die Zeiten sind angepasst an die Unterrichtszeiten, so dass die Kinder in den Pausen nicht zur Zahnärztin müssen.
Die Zeiten sind: 9:00 Uhr bis 9:30 Uhr, 10:00 Uhr bis 10:30 Uhr, 11:00 Uhr bis 11:30 Uhr.
Die Untersuchung soll dieses Jahr im April stattfinden. Der erste mögliche Termin der Zahnärztin ist der Montag 06. April. Jede Klassenstufe soll der Ärztin passende Untersuchungszeiten anzubieten.

Es gibt folgende Rahmenbedingungen:

- Klassenstufe 1: Insgesamt müssen 50 Kinder untersucht werden. Sie sollen die ersten sein. Sie können nur dienstags oder mittwochs
- Klassenstufe 2: In dieser Klassenstufe sind 90 Kinder. Alle Untersuchungen können erst nach dem 10.04. stattfinden. Mögliche Tage sind: Dienstag, Mittwoch, Donnerstag
- Klassenstufe 3: Diese Stufe besteht aus 70 Kindern. Sie können an allen Tagen außer montags und freitags
- Klassenstufe 4: In der vierten Klassenstufe sind 60 Kinder. Hier haben die Lehrkräfte entschieden, dass die Untersuchungen nur montags möglich sind

Fortsetzung Seite 124

Kalender April:

Montag	Dienstag	Mittwoch	Donnerstag	Freitag	Samstag	Sonntag
		1	2	3	4	5
6	7	8	9	10	11	12
13	14	15	16	17	18	19
20	21	22	23	24	25	26
27	28	29	30			

- Bitte erstellen Sie einen Plan, an welchen Tagen welche Klassenstufen zur Zahnärztin gehen müssen, damit alle Wünsche berücksichtigt werden können.

Schwierigkeitsgrad 5

Aufgabe 8

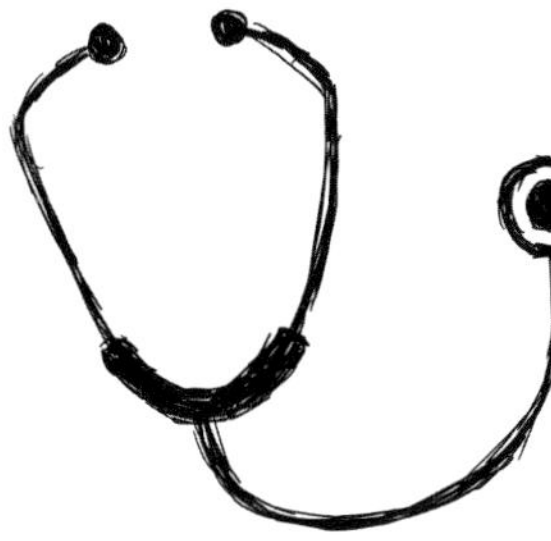

In der Akutklinik

Frau Lebrun ist Stationsärztin in einer Akutklinik. Heute hat sie die Frühschicht und arbeitet von 7:00 Uhr bis 15:30 Uhr. Sie hat folgende Aufgaben zu erledigen:
Am Vormittag findet die Visite statt. Dafür wird eine Vorbereitungszeit von 15 min benötigt. Die gesamte Visite dauert 2 h und 15 min. Mit der Vorbereitung für die Visite wird direkt nach der Übergabe begonnen. Vor ihrem Meeting am frühen Nachmittag macht sie ihre Pause von 30 min. Der Tag beginnt und endet mit einer Übergabe an die nächste Schicht. Für die Übergabe sind 30 min eingeplant. Nach der Visite und vor der Lehrstunde hat sie zusätzlich die Aufgabe, die Visite auszuwerten und wichtige Informationen für die anderen Mitarbeitenden zu hinterlegen. Dafür braucht sie in der Regel 45 min.
Nach dem Mittag beginnt ihr Nachmittag mit einem Team-Meeting von 45 min. Hierbei tauscht sie sich mit anderen Fachkräften über mögliche Behandlungsprobleme sowie über organisatorische Angelegenheiten aus. Bevor sie ihre Übergabe am Ende ihres Arbeitstages machen kann, hat sie noch einige Arztbriefe zu diktieren. Dafür plant sie 1 h und 15 min ein. Nach der Nachbereitung der Visite beginnt die Vorbereitung für die Lehrstunde „Unterricht am Patientenbett“ mit den Studierenden. Dafür benötigt Frau Lebrun 15 min. Einmal in der Woche kommen Studierende für 90 min zu ihr in die Klinik für Unterricht am Patientenbett. Der Unterricht beginnt um 11:00 Uhr.

- Wie sieht der Arbeitstag von Frau Lebrun aus?

Schwierigkeitsgrad 5

Aufgabe 9

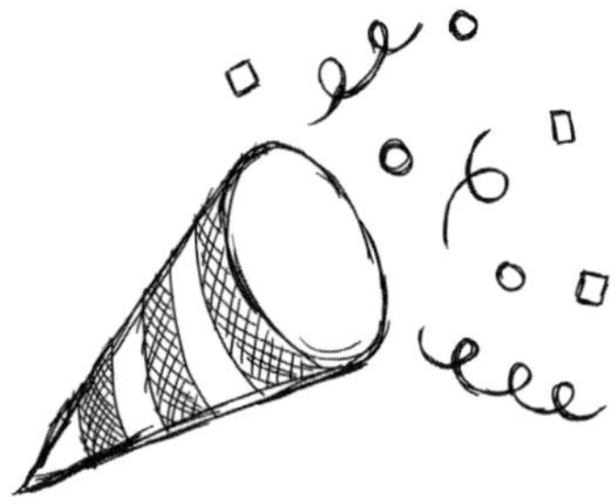

Geburtstagsparty

Herr Martens hat eine Überraschungsparty für seine beste Freundin geplant. Heute ist der Geburtstag und es gibt noch einiges zu erledigen. Ziel ist es, dass er bis 16:30 Uhr mit allen Vorbereitungen fertig ist und auch die meisten Gäste eingetroffen sind, denn um 16:30 Uhr soll das Geburtstagskind ankommen.
Am Vormittag ist für 11:00 Uhr die Lieferung der Getränke geplant. Dafür muss Herr Martens in den Räumlichkeiten der Feier sein. Für die Annahme der Lieferung hat er 30 min eingeplant. Das Essen für das Buffet wird um 14:30 Uhr geliefert und wird innerhalb von 30 min aufgestellt sein. Am Vormittag, bevor er sich mit seiner Freundin zum Mittag trifft, möchte er die Blumengestecke holen und diese aufstellen. Mit Hin- und Rückfahrt plant er dafür 45 min ein.
Im Laufe des Tages möchte er nochmals die Gästeliste prüfen. Dafür nimmt er sich 15 min Zeit. Morgens lässt er es ruhig angehen, er plant 15 min Zeit fürs Aufstehen ein. Er muss pünktlich um 9:00 Uhr in den Räumlichkeiten sein, um eine kurze Einweisung durch die Besitzerin zu erhalten. Mit Hinfahrt plant er dafür 45 min ein.
Bevor die Party beginnt, möchte Herr Mertens noch eine Pause von 45 min in seinen Tag einbauen. Die ersten Gäste haben sich bereits ab 15:00 Uhr angekündigt. Die letzten werden wahrscheinlich um 16:00 Uhr da sein. Gemeinsam mit seiner besten Freundin möchte er alle Gäste begrüßen. Um rechtzeitig zur Lieferung des Buffets da zu sein, muss Herr Martens pünktlich um 14:30 Uhr in den Räumlichkeiten sein. Die Fahrt mit dem Auto dorthin dauert 15 min. Nachdem die Übergabe vom Raum erfolgt ist, will Herr Martens in Ruhe den Raum schmücken. Dafür hat er 1 h 15 min eingeplant. Bevor Herr Martens mit seiner Freundin zu den Räumlichkeiten fährt, machen sie sich schick. Dafür haben sie 30 min eingeplant. Morgens nach dem Aufstehen braucht Herr Martens 1 h, um sich zu duschen und zu frühstücken.

- Wie sieht der Tag von Herrn Martens aus, wenn sein Wecker um 7:30 Uhr klingelt?
- Schafft er es rechtzeitig, alles vorzubereiten und die Gäste zu begrüßen?

Schwierigkeitsgrad 5

Aufgabe 10

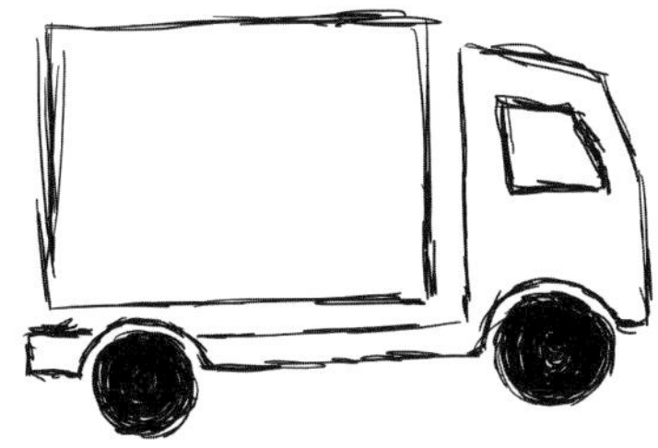

Im Postverteilungszentrum

In einem Postverteilungszentrum gibt es viel zu organisieren. Die LKWs müssen rechtzeitig ihre Post ausladen können, damit diese sortiert und in die entsprechenden LKWs für den Weitertransport geladen werden kann. Da der gesamte Prozess möglichst effektiv geschehen soll, soll jeder LKW so schnell wie möglich wieder beladen werden.
Das Verteilungszentrum beliefert mit 5 LKWs 5 Zielregionen. Zu Schichtbeginn um 7:00 Uhr befinden sich die leeren LKWs im Verteilzentrum, ebenso wie die bereits sortierte Post. Das Ein- und Ausladen dauert insgesamt 60 min, wird nur eingeladen, dauert es 30 min. Diese Zeit wird sowohl im Verteilungszentrum als auch in den Zielregionen benötigt.
Die Fahrer*innen der LKWs sollen am Vormittag 2 Fahrten machen, um die Post in die Zielregion bringen.
Die LKW Fahr*innen können ihre Mittagspause ab 12:30 Uhr antreten. Die LKWs, die um 11:45 Uhr wieder im Betrieb ankommen, bleiben stehen und werden erst nach der Mittagspause aus- und wieder beladen.

- Bitte erstellen sie den Plan für die Frühschicht bis zur Mittagspause.
- Wann kommen die LKWs aus den verschiedenen Zielregionen wieder im Zentrum an?
- Welche/r Fahrer*in schafft es noch vor 13:00 Uhr in die Mittagspause zu gehen?

Fahrtzeiten zu den einzelnen Regionen vom Verteilungszentrum aus:

- LKW Zielregion 1: 27 min
- LKW Zielregion 2: 32 min
- LKW Zielregion 3: 40 min
- LKW Zielregion 4: 38 min
- LKW Zielregion 5: 35 min

Lösungen

Schwierigkeitsgrad 5

Schwierigkeitsgrad 5 – Aufgabe 1: Arbeiten bei der Wohnungsbaugesellschaft

Um 12:30 Uhr kann Frau Tulkov mit ihrer Tochter essen gehen.
Ihr Plan so aus wie folgt:

Uhrzeit		**Aufgabe**
Beginn	Ende	
8:00 Uhr	9:00 Uhr	Mails lesen und beantworten
9:00 Uhr	9:15 Uhr	Telefonat mit Schädlingsbekämpfung
9:15 Uhr	9:45 Uhr	Telefonat mit Sanitär- und Heizungstechnik
9:45 Uhr	10:05 Uhr	Telefonat mit dem Hausmeister
10:05 Uhr	10:15 Uhr	Hinweg zur Wohnungsbesichtigung
10:15 Uhr	10:45 Uhr	Wohnungsbesichtigung mit Frau Kuji
10:45 Uhr	10:55 Uhr	Rückweg zum Büro
10:55 Uhr	11:30 Uhr	Neuen Mietvertrag erstellen
11:30 Uhr	12:15 Uhr	Besprechung Mietvertrag mit Familie Dyvorzik sowie Wohnungsübergabe
12:15 Uhr	12:30 Uhr	Unterlagen ablegen

Schwierigkeitsgrad 5 – Aufgabe 2: Ein freier Tag

Der freie Tag von Herrn Walles könnte wie folgt aussehen:

Ort	Wegzeit	Beginn	Ende
Kindergarten (Dauer: 15 min)	15 min	7:45 Uhr	8:00 Uhr
Zahnärztin (Dauer: 40 min)	20 min	8:20 Uhr	9:00 Uhr
Freie Zeit (zu Hause)	10 min	9:10 Uhr	10:20 Uhr
Barbier (Dauer: 35 min)	10 min	10:30 Uhr	11:05 Uhr
Blutplasma spenden (Dauer: 55 min)	10 min	11:15 Uhr	12:10 Uhr
Restaurantbesuch (Dauer: 40 min)	15 min	12:25 Uhr	13:05 Uhr

Schwierigkeitsgrad 5 – Aufgabe 3: Beim Garten- und Landschaftsbau

So sieht die Terminplanung aus:

Uhrzeit		Aufgabe
Beginn	Ende	
8:00 Uhr	8:15 Uhr	Einteilung der Personen auf die Autos, Absprachen treffen
8:15 Uhr	9:30 Uhr	Blumenpflege am Hauptbahnhof
9:30 Uhr	10:30 Uhr	Pflanzenpflege im Stadtpark
10:30 Uhr	12:00 Uhr	Rasenmähen im Stadtpark
12:00 Uhr	13:00 Uhr	Mittagspause
13:00 Uhr	13:30 Uhr	Treffen mit Herrn Lovoc und Besprechen seines Auftrags
13:30 Uhr	14:15 Uhr	Beschneiden der Bäume bei Familie Hennis
14:15 Uhr	15:15 Uhr	Begrünung des Grundstücks der Baufirma
15:15 Uhr	15:45 Uhr	Treffen mit Frau Wilczek und Besprechen ihres Auftrags
15:45 Uhr	16:00 Uhr	Auto aufräumen und Papiere abgeben

Schwierigkeitsgrad 5 – Aufgabe 4: Im Drogeriemarkt

Die Kassen können wie folgt besetzt werden. In der Tabelle wird eine von mehreren Lösungen dargestellt.

	Kasse 1	**Kasse 2**	*Kasse 3*
10:00 Uhr – 11:00 Uhr	A	B	
11:00 Uhr – 12:00 Uhr	A	B	X
12:00 Uhr – 13:00 Uhr	C	D	
13:00 Uhr – 14:00 Uhr	A	B	
14:00 Uhr – 15:00 Uhr	A	B	X
15:00 Uhr – 16:00 Uhr	C	D	Y
16:00 Uhr – 17:00 Uhr	C	D	
17:00 Uhr – 18:00 Uhr	E	F	Y
18:00 Uhr – 19:00 Uhr	E	F	Z
19:00 Uhr – 20:00 Uhr	C	D	
20:00 Uhr – 21:00 Uhr	E	F	

Es werden insgesamt 27 Arbeitsstunden geleistet. Werden 270,00 € aufgeteilt auf 27 Stunden, ergeben sich 10,00 € für jede Person pro Stunde.

- Die Mitarbeitenden A, B, C und D arbeiten jeweils 4 Stunden pro Tag an der Kasse und erhalten somit 40,00 € pro Tag, d.h. 600,00 € in 15 Tagen. (40 × 15 = 600)
- Die Mitarbeitenden E und F arbeiten 3 Stunden pro Tag an der Kasse und erhalten somit 30,00 € pro Tag, d.h. 450,00 € in 15 Tagen. (30 × 15 = 450)
- Die Auszubildenden X und Y arbeiten jeweils 2 Stunden pro Tag und erhalten somit 20,00 € pro Tag, d.h. 300,00 € in 15 Tagen. (20 × 15 = 300)
- Der Auszubildende Z arbeitet 1 Stunde pro Tag an der Kasse und erhält somit 10,00 € pro Tag, d. h. 150,00 € in 15 Tagen. (10 × 15 = 150)

Schwierigkeitsgrad 5 – Aufgabe 5: Im Homeoffice

Der Tag von Frau Ovingh könnte wie folgt aussehen:

Uhrzeit		Aufgabe
Beginn	Ende	
7:30 Uhr	8:15 Uhr	Frühstück mit der Familie
8:15 Uhr	8:30 Uhr	Meditation
8:30 Uhr	10:00 Uhr	Mails beantworten, Telefonate führen
10:00 Uhr	11:30 Uhr	Online Meeting mit dem Team eines Zulieferers
11:30 Uhr	11:45 Uhr	Konzept Korrektur lesen
11:45 Uhr	12:15 Uhr	Mittag kochen und essen
12:15 Uhr	12:30 Uhr	Pause
12:30 Uhr	14:30 Uhr	Neues Projekt bearbeiten
14:30 Uhr	16:30 Uhr	Online Meeting mit dem Team eines Zulieferes
16:30 Uhr	16:45 Uhr	Absprache mit dem Mann
16:45 Uhr	17:15 Uhr	Mit Hund spazieren gehen
17:15 Uhr	18:00 Uhr	Laufen gehen
18:00 Uhr	18:45 Uhr	Abendbrot mit der Familie

Zwischen 12:15 Uhr 12:30 Uhr kann Frau Ovingh eine weitere Pause von 15 min machen.

Schwierigkeitsgrad 5 – Aufgabe 6: Im Fitnessstudio

Uhrzeit		Aufgabe
Beginn	Ende	
7:00 Uhr	9:00 Uhr	Besetzung der Information
9:00 Uhr	9:45 Uhr	„Fit in den Morgen“ – Kurs anleiten
9:45 Uhr	10:00 Uhr	Raum aufräumen
10:00 Uhr	10:20 Uhr	20 min Pause
10:20 Uhr	11:00 Uhr	Einweisung des neuen Mitglieds
11:00 Uhr	12:00 Uhr	Betreuung der Gäste an den Geräten
12:00 Uhr	13:00 Uhr	Besetzung der Information
13:00 Uhr	13:30 Uhr	30 min Pause
13:30 Uhr	13:45 Uhr	Raum vorbereiten
13:45 Uhr	14:30 Uhr	„Pilates“ – Kurs anleiten
14:30 Uhr	15:15 Uhr	„Cardio“ – Kurs anleiten

Schwierigkeitsgrad 5 – Aufgabe 7: Zahngesundheit in der Schule

Ein möglicher Zeitplan:

Klasse	(untersuchte Kinder/ Gesamtzahl Kinder)	Wochentag	Datum	Uhrzeit
1	(10/50)	Dienstag	07.04.	09:00 Uhr bis 09:30 Uhr
1	(20/50)	Dienstag	07.04.	10:00 Uhr bis 10:30 Uhr
1	(30/50)	Dienstag	07.04.	11:00 Uhr bis 11:30 Uhr
1	(40/50)	Mittwoch	08.04.	09:00 Uhr bis 09:30 Uhr
1	(50/50)	Mittwoch	08.04.	10:00 Uhr bis 10:30 Uhr
3	(10/70)	Mittwoch	08.04.	11:00 Uhr bis 11:30 Uhr
3	(20/70)	Donnerstag	09.04.	09:00 Uhr bis 09:30 Uhr
3	(30/70)	Donnerstag	09.04.	10:00 Uhr bis 10:30 Uhr
3	(40/70)	Donnerstag	09.04.	11:00 Uhr bis 11:30 Uhr
4	(10/60)	Montag	13.04.	09:00 Uhr bis 09:30 Uhr
4	(20/60)	Montag	13.04.	10:00 Uhr bis 10:30 Uhr
4	(30/60)	Montag	13.04.	11:00 Uhr bis 11:30 Uhr
3	(50/70)	Mittwoch	15.04.	09:00 Uhr bis 09:30 Uhr
3	(60/70)	Mittwoch	15.04.	10:00 Uhr bis 10:30 Uhr
3	(70/70)	Mittwoch	15.04.	11:00 Uhr bis 11:30 Uhr
2	(10/90)	Donnerstag	16.04.	09:00 Uhr bis 09:30 Uhr
2	(20/90)	Donnerstag	16.04.	10:00 Uhr bis 10:30 Uhr
2	(30/90)	Donnerstag	16.04.	11:00 Uhr bis 11:30 Uhr
4	4 (40/60)	Montag	20.04.	09:00 Uhr bis 09:30 Uhr
4	4 (50/60)	Montag	20.04.	10:00 Uhr bis 10:30 Uhr
4	4 (60/60)	Montag	20.04.	11:00 Uhr bis 11:30 Uhr
2	(40/90)	Dienstag	21.04.	09:00 Uhr bis 09:30 Uhr
2	(50/90)	Dienstag	21.04.	10:00 Uhr bis 10:30 Uhr
2	(60/90)	Dienstag	21.04.	11:00 Uhr bis 11:30 Uhr
2	(70/90)	Mittwoch	22.04.	09:00 Uhr bis 09:30 Uhr
2	(80/90)	Mittwoch	22.04.	10:00 Uhr bis 10:30 Uhr
2	(90/90)	Mittwoch	22.04.	11:00 Uhr bis 11:30 Uhr

Schwierigkeitsgrad 5 – Aufgabe 8: In der Akutklinik

Der Tagesplan für Frau Lebrun:

Uhrzeit		**Aufgabe**
Beginn	Ende	
7:00 Uhr	7:30 Uhr	Übergabe
7:30 Uhr	7:45 Uhr	Vorbereitung Visite
7:45 Uhr	10:00 Uhr	Visite
10:00 Uhr	10:45 Uhr	Visite auswerten
10:45 Uhr	11:00 Uhr	Vorbereitung Lehrstunde
11:00 Uhr	12:30 Uhr	Lehrstunde für Studierende
12:30 Uhr	13:00 Uhr	Pause
13:00 Uhr	13:45 Uhr	Team-Meeting
13:45 Uhr	15:00 Uhr	Arztbriefe diktieren
15:00 Uhr	15:30 Uhr	Übergabe

Schwierigkeitsgrad 5 – Aufgabe 9: Geburtstagsparty

Der Tag von Herrn Martens könnte zum Beispiel so aussehen:

Uhrzeit		**Aufgabe**
Beginn	Ende	
07:30 Uhr	07:45 Uhr	Aufstehen
07:45 Uhr	08:45 Uhr	Duschen und Frühstück
08:45 Uhr	09:00 Uhr	Überprüfung Gästeliste
09:00 Uhr	09:45 Uhr	Besichtigungen der Räumlichkeiten und Einweisung
09:45 Uhr	11:00 Uhr	Schmücken des Raumes
11:00 Uhr	11:30 Uhr	Lieferung der Getränke
11:30 Uhr	12:15 Uhr	Blumengestecke holen und aufstellen
12:15 Uhr	13:00 Uhr	Mit Freundin treffen
13:00 Uhr	13:45 Uhr	Pause
13:45 Uhr	14:15 Uhr	Schick machen für die Party
14:15 Uhr	14:30 Uhr	Mit Freundin zu Räumlichkeiten fahren
14:30 Uhr	15:00 Uhr	Essen fürs Buffet wird geliefert
15:00 Uhr	16:00 Uhr	Die Gäste kommen an
16:30 Uhr		Ankunft des Geburtstagskindes

Ja, er schafft es, die Gäste zu begrüßen und alles rechtzeitig vorzubereiten.

Schwierigkeitsgrad 5 – Aufgabe 10: Im Postverteilungszentrum

Der Zeitplan für die Fahrten:

Tätigkeit	LKW Region 1	LKW Region 2	LKW Region 3	LKW Region 4	LKW Region 5
	Zeit				
Einladen der Post	7:00 – 7:30 Uhr	7:00 – 7:30 Uhr	7:00 – 7:30 Uhr	7:00 – 7:30 Uhr	7:00 – 7:30 Uhr
Fahrt zur Zielregion	7:30 – 7:57 Uhr	7:30 – 8:02 Uhr	7:30 – 8:10 Uhr	7:30 – 8:08 Uhr	7:30 – 8:05 Uhr
Ausladen und Einladen der Post	7:57 – 8:57 Uhr	8:02 – 9:02 Uhr	8:10 – 9:10 Uhr	8:08 – 9:08 Uhr	8:05 – 9:05 Uhr
Fahrt zum Zentrum	8:57 – 9:24 Uhr	9:02 – 9:34 Uhr	9:10 – 9:50 Uhr	9:08 – 9:46 Uhr	9:05 – 9:40 Uhr
Ausladen und Einladen der Post	9:24 – 10:24 Uhr	9:34 – 10:34 Uhr	9:50 – 10:50 Uhr	9:46 – 10:46 Uhr	9:40 – 10:40 Uhr
Fahrt zur Zielregion	10:24 – 10:51 Uhr	10:34 – 11:06 Uhr	10:50 – 11:30 Uhr	10:46 – 11:24 Uhr	10:40 – 11:15 Uhr
Ausladen und Einladen der Post	10:51 – 11:51 Uhr	11:06 – 12:06 Uhr	11:30 – 12:30 Uhr	11:24 – 12:24 Uhr	11:15 – 12:15 Uhr
Fahrt zum Zentrum	11:51 – 12:18 Uhr	12:06 – 12:38 Uhr	12:30 – 13:10 Uhr	12:24 – 13:02 Uhr	12:15 – 12:50 Uhr

Die Fahrer*innen der LKWs 1, 2 und 5 schaffen es um 13:00 Uhr in die Mittagspause.

Freie Planungsaufgaben

Instruktion:

Auf den Arbeitsblättern werden Ihnen Textaufgaben mit einigen Fragen dazu präsentiert. Bitte lesen Sie den Text aufmerksam durch und beantworten Sie die Fragen sorgfältig.

Diese Aufgabengruppe unterscheidet sich in den Anforderungen grundsätzlich von den bisherigen. Bei dieser Aufgabe bekommen Sie kaum Vorgaben und nur wenige Informationen, die Sie berücksichtigen müssen. Stattdessen sind Kreativität und Phantasie gefragt. Sie haben die Freiheit, bei diesem Aufgabentyp eigene Ideen einfließen zu lassen, eigene Lösungen zu entwickeln und eigene Schwerpunktsetzungen vorzunehmen.

Dadurch haben Sie einerseits mehr Freiheit, Ideen zu entwickeln, andererseits gibt es aber auch keine Struktur, an der Sie sich entlanghangeln können.

Aufgabe 1

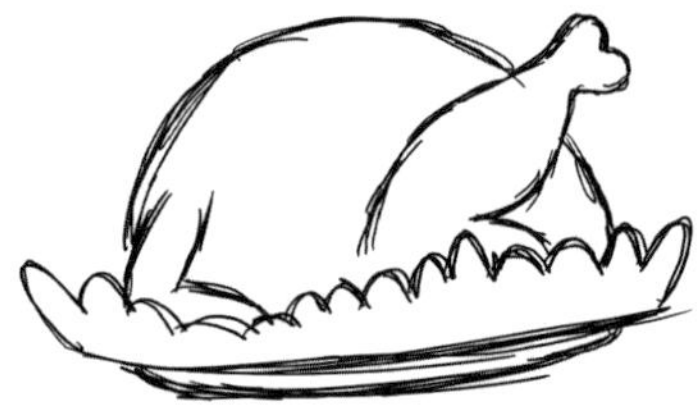

Weihnachtsessen

In diesem Jahr wollen Sie das Weihnachtsessen am 1. Weihnachtsfeiertag ausrichten und alle Mitglieder Ihrer Familie einladen. Die Feier soll bei Ihnen zu Hause stattfinden. Sie haben vor, selbst zu kochen. Es haben 15 Personen zugesagt. Die Großeltern sind nicht mehr so mobil und werden zum Kaffeetrinken abgeholt und nach dem Abendessen wieder nach Hause gebracht.

- Was müssen Sie alles bedenken?
- Legen Sie einen Zeitplan für die Vorbereitungen fest!
- Entwerfen Sie einen Ablaufplan inklusive der Vorbereitungen für den 1. Weihnachtsfeiertag!

Aufgabe 2

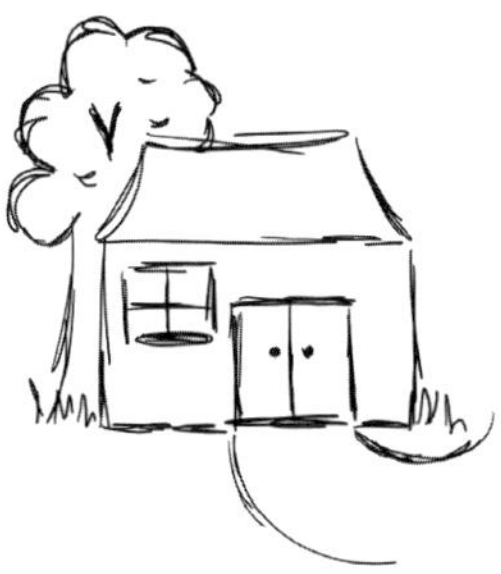

Feriencamp für Kinder und Jugendliche mit spannenden Abenteuern

Sie organisieren ein Ferienangebot für Kinder und Jugendliche, die nicht in den Urlaub fahren. Das Feriencamp soll von Freitag bis Sonntag in einem Landschulheim an der Ostsee stattfinden. Die Verpflegung muss selbst organisiert werden, und es soll täglich frisch gekocht werden. Die Fahrt kann erst stattfinden, wenn es eine Mindestzahl an Anmeldungen gibt. Da das Feriencamp einen pädagogischen Anspruch hat, sind täglich verschiedene Gruppenangebote vorgesehen.

- Welche Dinge sind im Vorfeld zu erledigen?
- Was muss alles vor Ort beachtet werden, um einen reibungslosen Ablauf zu gewährleisten?
- Überlegen Sie außerdem: Was tun Sie, wenn sich nicht ausreichend viele Kinder und Jugendliche für das Ferienangebot anmelden?

Aufgabe 3

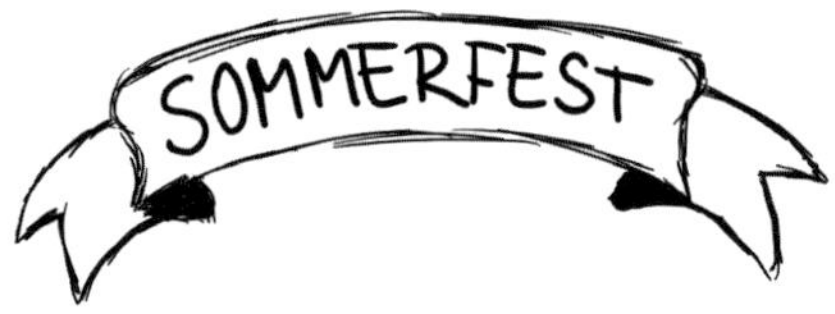

Sommerfest in der Kindertagestätte

Sie leiten eine Kindertagesstätte und es steht das jährliche Sommerfest vor der Tür. Jedes Jahr wird vor den großen Ferien ein Sommerfest veranstaltet, an dem alle Gruppen am Nachmittag zusammenkommen. Wenn die Sonne scheint findet das Fest im Garten statt, anderenfalls in der Kindertagesstätte. Die Kinder dürfen Wünsche für Aktionen äußern. Die Eltern werden ebenfalls eingeladen und haben sich in der Vergangenheit auch an der Planung beteiligt.

- Was müssen Sie im Vorfeld planen?
- Was müssen Sie an dem Tag des Sommerfests berücksichtigen?
- Was ist vorzubereiten, wenn es ein Gartenfest wird? Wie könnte das Fest bei Regen ablaufen?

Aufgabe 4

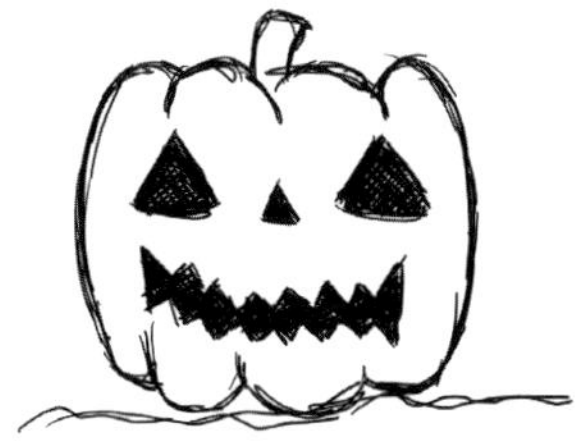

Halloweenparty

Sie sind im Tischtennisverein und wollen gerne eine Halloweenparty für die Jugendabteilung organisieren. Die Räumlichkeiten sollen entsprechend dem Motto „Halloween“ dekoriert werden und die Gäste sollen sich entsprechend des Mottos verkleiden. Die Vereinsmitglieder haben beschlossen, dass es ein Buffet geben soll. Als Getränke sollen einige Kästen Softdrinks und Wasser zur Verfügung gestellt werden. Für weitere Getränkewünsche sorgen die Teilnehmenden selbst. Aktuell rechnen Sie mit 40 bis 55 Personen. Bis zu Halloweenparty sind noch 8 Wochen Zeit.

- Was ist bei der Planung zu bedenken?
- In welcher Reihenfolge gehen Sie vor?
- Wer übernimmt am Tag der Halloweenparty welche Aufgaben?

Aufgabe 5

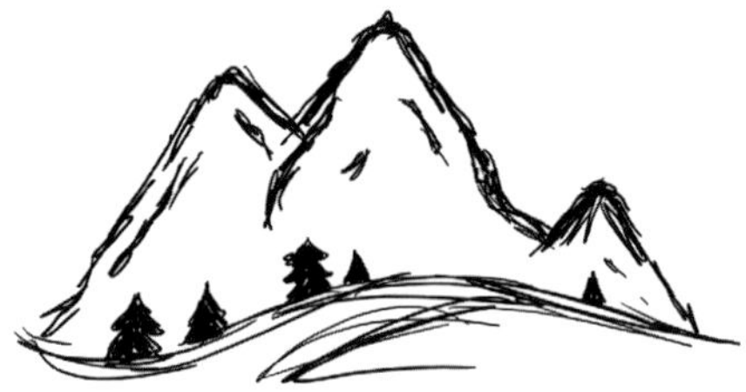

Skiurlaub in den Alpen

Dieses Jahr wollen Sie mit Ihrer Familie in den Skiurlaub fahren. Ihre Familie besteht aus 4 Personen: den Eltern und zwei Kindern im Alter von 14 und 10 Jahren. Sie wohnen in Hannover und wollen mit dem Auto nach Österreich in den Skiurlaub fahren. Sie haben eine Ferienwohnung gemietet und müssen sich somit selbst verpflegen. Zum Skigebiet kommen Sie am einfachsten mit dem Ski-Bus. Die Skipässe können Sie nur direkt vor Ort kaufen.

- Was müssen Sie vor dem Urlaub organisieren?
- Welche Sachen müssen Sie gegebenenfalls vorher einkaufen?
- Was ist im Urlaub zu beachten?

Aufgabe 6

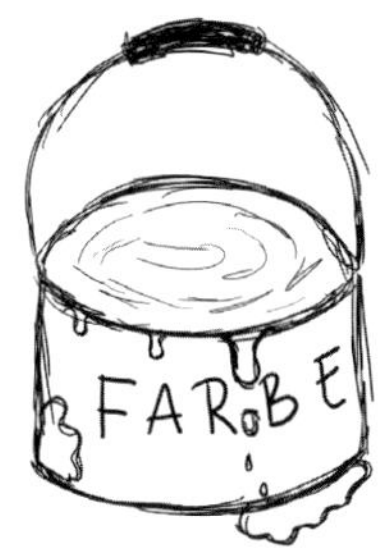

Hausrenovierung

Sie möchten gerne das Bad und das Kinderzimmer in Ihrem Haus renovieren. Für das Bad möchten Sie einen Sanitärbetrieb beauftragen, aber das Material selbst beschaffen, um Kosten zu sparen. Das Bad soll neue gefliest werden und eine neue Duschkabine eingebaut werden. Das Kinderzimmer wollen Sie aus Kostengründen selbst renovieren. Geplant ist es, die Wände neu zu tapezieren und einen neuen Fußbodenbelag zu verlegen. Es ist Ihnen wichtig, das Kind mit einzubeziehen.

- Wie müssen Sie zeitlich vorgehen?
- Was müssen Sie alles besorgen?
- Was ist bei der Auftragsvergabe an einen Sanitärbetrieb zu bedenken?

Aufgabe 7

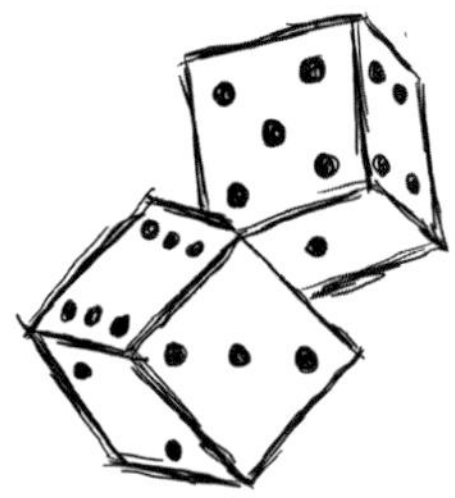

Würfelturnier

Sie wohnen in einem Dorf und Sie wissen, dass viele Ihrer Nachbarinnen und Nachbarn gerne würfeln. Daher wollen Sie gerne einen Würfelabend in der örtlichen Gaststätte veranstalten. Für die Gewinner sind Preise vorgesehen. Diese sollen von ortsansässigen Firmen gesponsert werden. Der Würfelabend kann erst ab 20 Teilnehmerinnen und Teilnehmern stattfinden, die Gaststätte bietet Platz für maximal 50 Personen. Ihr Ziel ist es, so viele Leute wie möglich anzusprechen.

- Welche Dinge müssen Sie in welchem Zeitabstand zum Turnier erledigen?
- Wie bewerben Sie den Würfelabend, um möglichst viele Personen anzusprechen?

Aufgabe 8

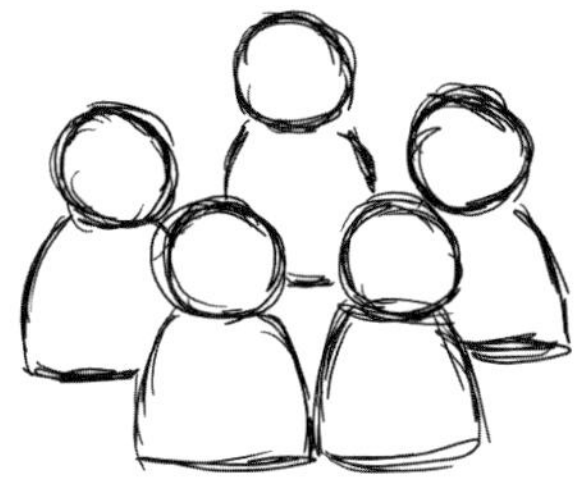

Jahrgangskonferenz in der Schule

Sie arbeiten in einer Schule als Lehrkraft und sind Jahrgangskoordinator*in. Es steht die halbjährliche Jahrgangskonferenz gemeinsam mit allen Lehrkräften ihrer Jahrgangsstufe bevor. In Ihrer Jahrgangsstufe sind neben Ihnen fünf weitere Lehrkräfte tätig. Als Jahrgangskoordinator haben Sie die Aufgabe den inhaltlichen und organisatorischen Rahmen dieser Konferenz zu gestalten. Neben den üblichen Tagesordnungspunkten müssen Sie diese Woche das Thema Klassenfahrt der gesamten Jahrgangsstufe besprechen.

- Was ist im Vorfeld zu bedenken?
- Welche inhaltlichen Themen wollen Sie auf die Tagesordnung setzen?
- Wie könnte ein möglicher Ablauf aussehen?

Aufgabe 9

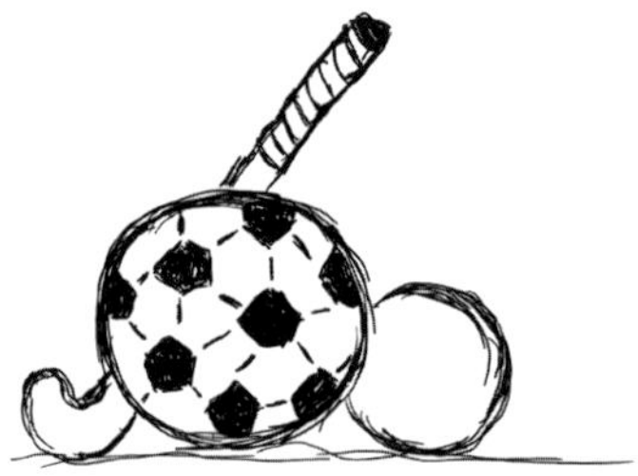

50-Jahr-Feier des Sportvereins

Sie sind ein langjähriges Mitglied im Sportverein. In dem Verein gibt es die Möglichkeit Fußball, Hockey und Handball zu spielen sowie Gymnastik und Pilates zu machen. In diesem Jahr soll das 50-jährige Jubiläum des Vereins gefeiert werden.
Sie haben sich bereit erklärt federführend die Organisation der Feier zu übernehmen. Ihre Aufgabe ist es einen groben zeitlichen Ablaufplan zu entwerfen. Bei der Umsetzung bekommen Sie Unterstützung durch das 10-köpfige Organisations-Team. Alle Sparten des Sportvereins sollen sich auf der Feier präsentieren. Gleichzeitig wollen Sie diesen Rahmen nutzen, um neue Mitglieder zu werben.

- Was gilt es bei der Planung zu bedenken?
- Wie kann die Anwerbung von neuen Mitgliedern gelingen?
- In welcher Reihenfolge sind die notwendigen Schritte zu erledigen?

Aufgabe 10

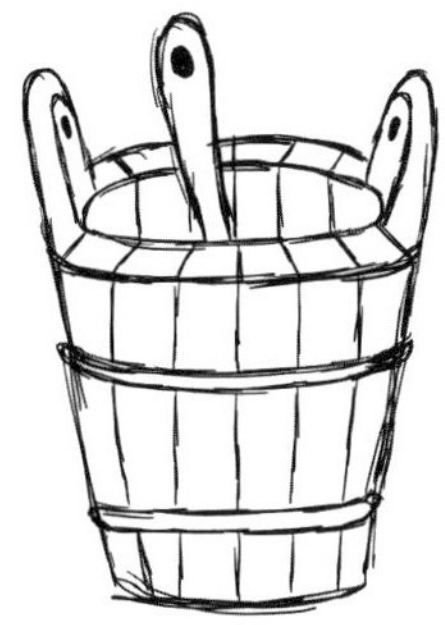

Ein Wellness Wochenende in Polen

In ihrem Freundeskreis gibt es die Tradition, jedes Jahr über die Pfingsttage einen gemeinsamen Kurzurlaub zu machen. Dieses Jahr sind sie zu sechst und wollen für 3 Nächte nach Polen an die Ostsee fahren, um dort ein paar Tage Wellnessurlaub zu machen, sich verwöhnen zu lassen und in die Sauna zu gehen. Die An- und Abreise soll mit dem Auto erfolgen.

- Was muss im Vorfeld geklärt werden?
- Welche Aktivitäten könnten Sie an den jeweiligen Tagen unternehmen?
- Was müssen Sie beim Packen bedenken?

Lösungen

Freie Planungsaufgaben

Bei diesen Aufgaben gibt es keine allgemeingültigen Lösungen. Stattdessen werden lediglich Lösungsvorschläge und Ideen präsentiert. Es werden Punkte genannt, die häufig bei der Lösung eine Rolle spielen, aber nicht genannt werden müssen. Da hier Einfallsreichtum und Kreativität neben planerischem Geschick gefordert sind, kann die Planung auch in eine völlig andere Richtung gehen als die vorgeschlagene.
Es gibt keine richtigen oder falschen Lösungen!

Lösungsvorschlag – Aufgabe 1: Weihnachtsessen

- Einladungen verschicken
- Rückmeldungen über Teilnahme einholen
- Transport der Großeltern organisieren
- Für das Kaffeetrinken einen Kuchen backen oder kaufen
- Planen, wann mit dem Kochen begonnen werden muss
- Ausreichend Sitzplätze und eine ausreichend große Tischfläche schaffen
- Mehrere Gänge vorbereiten, so dass es für 15 Personen reicht
- Getränke besorgen

Lösungsvorschlag – Aufgabe 2: Feriencamp für Kinder und Jugendliche mit spannenden Abenteuern!

- Übernachtungsmöglichkeit finden
- Haus mieten, Vertrag abschließen
- Freizeitaktivitäten festlegen und über Rahmenbedingungen informieren
- Weitere Fachkräfte für Betreuung anfragen
- Werbung für das Angebot machen
- Deadline für die Anmeldung setzen
- Wenn ausreichend Anmeldungen: Selbstverpflegung planen (Auswahl an Gerichten sowie Einkaufsliste zusammenstellen), Freizeitaktionen festlegen, Pausen einplanen
- Wenn nicht ausreichend Anmeldungen zustande kamen: Mietvertrag mit Haus absagen, Aktionen absagen (wenn nötig), Fachkräfte informieren, Teilnehmenden absagen

Lösungsvorschlag – Aufgabe 3: Sommerfest in der Kindertagesstätte

- Einladungen verschicken
- Verpflegung inklusive Getränke planen
- Beteiligung der Eltern organisieren
- Beteiligung der Kinder und Umsetzung ihrer Wünsche
- Ablaufplan Gartenfest und Ablaufplan bei Regen in der Kindertagesstätte

Lösungsvorschlag – Aufgabe 4: Halloweenparty

- Für das Buffet einen Caterer beauftragen oder alle bringen etwas zu essen mit
- Räumlichkeiten finden
- Musik organisieren
- Bezahlung für das Büffet, Getränke, Musik und Räumlichkeiten klären
- Mitglieder über Bezahlung informieren, Geld einfordern
- Einladungen mit Ort und Zeit an Mitglieder versenden
- Raum mit ausreichend Sitzmöglichkeiten einrichten
- Kurz vor der Party Halloween Dekoration anbringen
- Getränke besorgen

Lösungsvorschlag – Aufgabe 5: Skiurlaub in den Alpen

Vor dem Urlaub:
- Route mit dem Auto planen (mögliche Pausen)
- Apartment mieten

Kurz vorher erledigen:
- Skigymnastik machen
- Verpflegung für die Autofahrt einkaufen
- Skiausrüstung vorhanden oder ausleihen?
- Ski-Anzug besorgen

Im Urlaub zu beachten:
- Selbst kochen
- Nahrungsmittel und Getränke einkaufen
- Fahrzeiten des Skibusses beachten
- Skipässe vor Ort kaufen

Lösungsvorschlag – Aufgabe 6: Hausrenovierung

- Den Sanitärtechnikbetrieb nach einem Termin fragen
- Den Sanitärtechnikbetrieb zu Dauer und benötigten Materialien befragen
- Beim Sanitärtechnikbetrieb den Preis erfragen
- Gegebenfalls mit dem Sanitärtechniker einen Besichtiungstermin vereinbaren
- Nach Absprache mit dem Betrieb das notwendige Material besorgen (Fliesen, Duschkabine)
- Zusammen mit dem Kind Tapete und Bodenbelag aussuchen
- Tapeziermaterial besorgen (Tapeziertisch, Leim, Pinsel)
- Passend zum Bodenbelag Fußleisten besorgen

Beim Kinderzimmer zu beachten:
- Erst Möbel raus und anderen Schlafplatz für das Kind organisieren
- Erst Tapete neu, dann Fußbodenbelag und dann die neuen Möbel rein

Beim Bad zu beachten:
- Jemand muss zu Hause sein, wenn die Leute von dem Sanitärtechnikbetrieb kommen

Lösungsvorschlag – Aufgabe 7: Würfelturnier

- mehrere Monate im Voraus sollte die örtliche Gaststätte gebucht werden
- mehrere Monate im Voraus sind ebenfalls die lokalen Firmen anzusprechen, um Spenden für die Preise zu organisieren
- mehrere Wochen vorher Werbung machen, durch z. B.: Plakate, Anzeigen in der Zeitung, Social Media
- mehrere Wochen vorher Helferinnen und Helfer organisieren
- einige Tage vorher die Räumlichkeit vorbereiten und Getränke zum Ausschank besorgen

Wie können möglichst viele unterschiedliche Leute angesprochen werden?
- Durch die Preise
- Durch die ausdrückliche Einladung aller
- Möglicherweise durch die Gestaltung von „Alt gegen Jung“ oder „Eltern gegen Kinder“

Lösungsvorschlag – Aufgabe 8: Jahrgangskonferenz in der Schule

Im Vorfeld:
- Termin festlegen
- Raum reservieren
- Einladung erstellen und verschicken

Agenda:
- Wie ist die Stimmung im Jahrgang?
- Wie weit sind die Klassen mit dem vorgegebenen Lehrstoff?
- Gibt es Probleme, die zu besprechen sind?
- Ideen für die Klassenfahrt sammeln

Möglicher Ablauf:
1. Begrüßung
2. Wie geht es den Teilnehmenden?
3. Aktueller Stand des Lehrstoffs
4. Mögliche Probleme sowie Erfolge
5. Ideen für die Klassenfahrt
6. Sonstiges

Lösungsvorschlag – Aufgabe 9: 50-Jahr-Feier des Sportvereins

Bei der Planung zu bedenken:
- Ort und Zeit (eher draußen oder drinnen?)

- Verpflegung (Essen und Trinken anbieten?)
- Sicherheitsvorkehrungen (Rettungswagen vor Ort?)

Werbestrategie:
- Durch die Darstellungen der einzelnen Sparten Möglichkeiten aufzeigen
- Interesse wecken durch Gespräche mit Mitgliedern
- Vorführungen der einzelnen Sparten organisieren
- Besonderes Angebot an Vereinsbeiträgen ermöglichen
- Je nach Alter der möglichen Interessenten, verschiedene Angebote machen

Reihenfolge:
1. Mögliche Orte und passenden Zeitraum finden
2. Kosten überschlagen
3. Einzelne Sportrichtungen ansprechen und erfragen, welche Gruppen welche Darstellungen planen
4. Termin und Ort mit dem Vorsitzenden festlegen
5. Plakate und Einladungen entwerfen und verteilen
6. Organisieren, welche Mitglieder bei Vorbereitung und Nachbereitung sowie am Tag selbst (z. B. Verkauf von Essen und Getränken) helfen
7. Programm für Tag erstellen
8. Kurz vor dem Fest Essen und Getränke und falls notwendig Sitzgelegenheiten besorgen
9. Programm für den Tag am Veranstaltungsort aushängen
10. Wer räumt nach der Feier auf?

Lösungsvorschlag – Aufgabe 10: Ein Wellness-Wochenende in Polen

Vorab zu klären:
- Das Hotel muss gebucht werden
- Zusätzliche Wellnessanwendungen buchen
- Welches Auto wird genutzt und wer fährt?
- Welche Möglichkeiten der Freizeitgestaltung gibt es?
- Wie hoch sind die Kosten?
- Fahrtroute und Anfahrtszeit

Ideen für Aktivitäten an den 4 Tagen:
1. Tag: Anreise, Ankunft im Hotel, Strand, Wellnessbereich mit Massagen im Hotel
2. Tag: vormittags und mittags am Strand, nachmittags Stadt erkunden, abends Tanzen gehen
3. Tag: vormittags und mittags in die Stadt gehen, um zu shoppen, mittags/nachmittags Restaurantbesuch, nachmittags/abends am Strand und/oder Wellnessbereich im Hotel nutzen
4. Tag: vormittags Packen und Auschecken, mittags vielleicht noch etwas essen oder nochmals zum Strand und danach den Heimweg antreten

Packen für das Wochenende:

- Kleidung, Schuhe, Waschtasche, Badekleidung, Handtücher für den Strand, Bademantel für die Sauna
- Portemonnaie (Geld, Ausweis, Geldkarte, Fahrzeugpapiere etc.)
- Trinken und Essen
- Spiele o.ä.